Dipl.-Ing. Werner P. H. Müller
Elektrosmog-Messtechniker

KRANKMACHER ELEKTROSMOG: real – legal - letal.

Schützen Sie sich und Ihre Kinder!

Werner P. H. Müller

KRANKMACHER ELEKTROSMOG:
real – legal - letal.
Schützen Sie sich und Ihre Kinder!

[Anmerkungen oder Erklärungen in eckigen Klammern vom Autor]

Bibliografische Information Der Deutschen Bibliothek
Die Deutsche Bibliothek verzeichnet diese Publikation in der Deutschen Nationalbibliografie; detaillierte bibliographische Daten sind im Internet über http://dnb.ddb.de abrufbar.

Bibliographic information published by Die Deutsche Bibliothek
Die Deutsche Bibliothek lists this publication in the Deutsche Nationalbibliografie; detailed bibliographic data are available in the Internet at http://dnb.ddb.de.

ISBN 978-3-00-032581-6

In jeder Veröffentlichung, die irgendwie mit Gesundheit zu tun hat, darf nicht fehlen:
„Die gemachten Aussagen und Empfehlungen ersetzen nicht die Behandlung durch den Arzt.“
Die Angaben, Erfahrungen und Ratschläge in diesem Buch wurden vom Autor nach bestem Wissen und Gewissen sorgfältig recherchiert und geprüft. Dennoch kann eine Garantie nicht übernommen werden, und jede Haftung ist ausgeschlossen.

1. Auflage Oktober 2010
2. Auflage, aktualisiert, März 2012

Vertrieb durch:
Englischübersetzung und Vertrieb Werner Müller
Loitzer Str. 47, D-17489 Greifswald
Bestellungen am günstigsten über
E-Mail: engl.uebersetz@web.de
www.krebs-ueberwinden-live.de

DANKSAGUNG

Bis 2009 gehörte ich noch zu den Ahnungslosen, den Gutgläubigen, den Vertrauensseligen. Eine Mobilfunk-Sendeanlage nahe unserer Wohnung hatte mich nicht beunruhigt. Ich hatte geglaubt und vertraut, die staatlichen Behörden würden schon aufpassen, dass wir nicht zu viel Strahlung abbekommen würden.

Inzwischen bin ich eines Besseren belehrt worden, wofür ich mich ganz herzlich bedanken möchte

- bei Herrn Schmitt aus Weilersbach in Oberfranken, der mich durch seinen Leidensbericht „Mein Leben mit Mobilfunk" nicht nur alarmierte, sondern auch zum aktiven Selbstschutz anregte.
- bei allen Beteiligten des Freiburger Ärzteappells, die auch mich voller Verantwortungsbewusstsein aufklärten und warnten
- bei Herrn Baubiologen Wolfgang Maes, der mich mit seinen Informationen und jahrelangen Erfahrungen enorm unterstützte
- bei der Ärztin Frau Dr. C. Waldmann-Selsam (Ärzteinitiative Bamberger Appell), deren ganz persönlicher Einsatz für die Strahlenopfer mir zum Vorbild wurde.
- bei allen Personen im In- und Ausland, die aus Liebe zu ihren Mitmenschen, insbesondere auch zu den Kindern, voller Mut und Entschlossenheit die Wahrheit über die Schädlichkeit des hochfrequenten Elektrosmogs ans Licht bringen, um uns alle vor den daraus resultierenden Krankheiten zu bewahren.

Durch das Wirken all dieser Personen und durch das eigene aktive Eingreifen konnte die Strahlenbelastung in unserer Wohnung in Greifswald um etwa das Tausendfache gesenkt werden.

Werner P. H. Müller

INHALT

1. EINLEITUNG

Damals wurden Botschaftsangehörige heimlich bestrahlt ...

Stellen Sie sich das Unglaubliche vor, was zur Zeit des „Kalten Krieges" in Moskau passierte – Menschen als Versuchskaninchen: Im Zeitraum von 1953 – 1976 bestrahlten die Sowjets gezielt die US-Botschaft mit Radar, und zwar mit einer Strahlungsdichte von 10.000 bis 20.000 Mikrowatt/m². Davon waren 4.500 Botschaftsangehörige betroffen. Verglichen wurde diese „Moskau-Gruppe" mit einem weniger bestrahlten Kollektiv von 7.500 Personen anderer US-Ostblockbotschaften. Obwohl in den Innenräumen der Moskauer US-Botschaft nur eine Strahlungsdichte von 200 bis 1000 Mikrowatt/m² (µW/m²) herrschte, also nur ein Bruchteil der Außen-Strahlungsdichte, zeigte die „Moskau-Gruppe" ein 2 bis 3-fach höheres Leukämie-Risiko!
Weibliche Brust- und Genital-Karzinome kamen 4 bis 5-mal so häufig vor!
Das Hirntumorrisiko stieg auf das Zwanzigfache! [1, S. 25f.]

Grausam, nicht wahr? Die amerikanischen Botschaftsangehörigen hatten keine Ahnung davon, dass sie unfreiwillige Versuchskaninchen waren. Sie sahen ja nichts, sie hörten nichts, sie rochen nichts, sie fühlten nichts – die Mikrowellen drangen einfach ohne Anklopfen von außen durch Wände und geschlossene Türen und Fenster ein, heimlich und unsichtbar – ins Schlafzimmer, ins Wohnzimmer, ins Kinderzimmer. Dort entfalteten sie ihre schreckliche Wirkung!
Und was für eine fürchterliche Entdeckung war das dann, als die Betroffenen spürten, dass sie nicht mehr gesund sind! Der Arztbesuch folgte, dann die ganzen Untersuchungen – schließlich das niederschmetternde Ergebnis: Ein Tumor im Kopf oder ein Brustkrebs oder ein Karzinom im Unterleib! Vielleicht schloss sich dann noch die Tortur einer Chemotherapie und einer (weiteren) Bestrahlung an. Dann das Bangen, Hoffen oder Verzweifeln – all die Not, all das Elend und der Jammer in einer Familie, wenn ein Lieber dahinsiecht! Und wenn Vater oder Mutter dieser heimtückischen Zwangsbestrahlung erlag, blieben vielleicht halbverwaiste unglückliche Kleinkinder mit ihren nervigen Fragen zurück: „Vati, wo ist denn die Mutti?"; „Vati, was ist denn das ‚gestorben'?"; „Vati, warum kommt denn die Mutti nicht wieder?".
Und die Botschaftsangehörigen wussten nicht, was die Ursache für all die Not und das Elend und das Leid war. Sie hatten einfach keine Ahnung! – Ein einfaches Messgerät hätte diese heimtückische Zwangsbestrahlung aufgedeckt und sie wären alarmiert und zum Selbstschutz aktiviert worden!

... und heute werden vielleicht auch Sie heimlich bestrahlt?

Diese Broschüre entstand deshalb, weil der Autor nur etwa 150 m entfernt von einer Mobilfunk-Sendeanlage wohnt, s. Foto. Im Unterbewusstsein war die Vorstellung – genährt durch die Medien –, dass das mit dem Mobilfunk nicht so gefährlich sei. Doch eines Tages kamen Zweifel hoch. Er informierte sich im Internet und erschrak: Da war der Leidensweg von Herrn Schmitt aus Weilersbach in Oberfranken, der bis zur Aufstellung eines Sendemastes 110 Meter vom Wohnhaus entfernt noch kerngesund war. Dann traten plötzlich schwerwiegende Symptome auf, die wieder verschwanden, als er sich gegen die schädlichen Strahlen abschirmte. Bei ihm im Wohnzimmer wurden über 4.500 µW/m² gemessen – mehr als innerhalb der US-Botschaft! [2]
Sein Bericht war alarmierend genug und so ergab sich die Frage, wie hoch die Strahlungsdichte in der Wohnung des Autors sei. Er fand ein zuverlässiges und preisgünstiges Messinstrument und das zeigte bei ihm im Schlafzimmer über 4.000 µW/m² an. Das war damals im März 2009!
Niemand hatte ihn gewarnt, kein Mensch machte sich diesbezüglich Gedanken um seine Gesundheit! Er und seine Frau wurden insgeheim bestrahlt!
Inzwischen hat er die entsprechenden Seiten einfach mit Alufolie abgeschirmt. Im Bett sind aufgrund eines selbstgefertigten Baldachins aus einem Spezialstoff sogar nur noch Strahlungsdichten um 1 µW/m² zu messen. Ohne Abschirmmaßnahmen hätte er jetzt (im September 2010) bis zu 6.500 µW/m² und nun schon (im März 2012) bis zu 15.000 µ/m² in der Wohnung! In den Botschaftsinnenräumen reichten schon Werte von „nur" 200 bis 1.000 µ/m² aus, um das Tumorrisiko auf das Zwanzigfache zu steigern!
In anderen Wohnungen und Städten, z. B. in Stuttgart, wurden im Februar 2009 auf der Rückertstr. über 35.000 und auf der Paulusstraße sogar über 40.000 µW/m² gemessen! [3, S. 10] Nach dem Gutachten des EMF-Instituts Dr. Niessen, Köln vom 12.09.2011 wurden auf der Paulusstraße nun schon 175.000 und auf der Seyfferstraße 543.000 (fünfhundertdreiundvierzigtausend) µW/m² festgestellt!!! [Am 20.03.12 aus www.der-mast-muss-weg.de/]
Eine engagierte Ärztin schrieb schon am 13.04.2006 an den Staatsminister für Umwelt, Gesundheit und Verbraucherschutz in München u. a.:
„In Burgheim finden sich in fast jedem Haus einer stark belasteten Straße Tumorpatienten. In einem Ortsteil (ca. 50 Einwohner) von Oberachdorf gibt es mittlerweile 18 Tumorfälle. Viele Erkrankte sind bereits verstorben. Die Häufung ist seit dem Jahr 2000 öffentlich bekannt ... Um Gottes Willen und um der Menschen Willen handeln Sie endlich...." [4,S.63]

Wird Ihnen klar, liebe Leserin und lieber Leser, Sie müssen sich und Ihre Kinder unbedingt sofort schützen! Deshalb diese Broschüre.
Die Europäische Umweltagentur (EUA) forderte 2001 die Regierungen auf, aus vergangenen Umweltkatastrophen zu lernen und nennt drei Problembereiche für das 21. Jahrhundert: Klimawandel, genveränderte Organismen und den **Mobilfunk**. [32, S. 17]
Einerseits ist die Strahlenbelastung durch den Mobilfunk in den vergangenen Jahren dramatisch angestiegen und ein weiterer Ausbau mit immer höheren Strahlungsdichten ist geplant. Andererseits mehren sich in alarmierendem Maße nicht nur die Warnungen und Appelle von zahlreichen Ärzten, Wissenschaftlern und Baubiologen im In- und Ausland, mehren sich nicht nur die erschreckenden (industrieunabhängigen) Studienergebnisse über die negativen Auswirkungen dieser gepulsten Mikrowellenstrahlung auf unsere Gesundheit, sondern häufen sich nun schon immer mehr Dokumentationen über dadurch erkrankte, geschädigte und verstorbene liebe Mitmenschen!

Erinnert sei an das Unheil mit dem Baustoff Asbest. Erst 1993 wurde er in Deutschland verboten. Jährlich sterben aber immer noch weltweit 100.000 Menschen an den Folgen von Asbestbelastungen. Der Höhepunkt der Todeswelle wird erst 2010 bis 2015 erreicht, weil die Latenzzeit 20 – 30 Jahre beträgt. Bereits 1898, also 95 Jahre vor dem Verbot in Deutschland, warnte ein englischer Arzt vor den Gefahren. Versuche mit Ratten im Jahre 1911 ergaben „hinreichende Verdachtsmomente". Schon im Jahre 1930 stellt der britische Wissenschaftler Merewether in einer englischen Asbestfabrik bei 66% der langjährigen Arbeiter die Asbestose fest. Trotzdem konnte Asbest weiterhin verkauft werden! Asbest ist für den deutschen Politiker Gerhard Baum *„ein Paradebeispiel dafür, wie lange es dauert, bis sich medizinische Erkenntnisse gegen wirtschaftlichen Druck durchsetzen. Meistens braucht es erst eine Katastrophe."* [26, S. 2]
Damit nicht auch Sie, liebe Leserin und lieber Leser, und Ihre Kinder das Opfer einer Katastrophe werden, verursacht durch hochfrequente elektromagnetische Wellen – abgestrahlt meist von Mobilfunksendern, Mobiltelefonen, DECT-Schnurlostelefonen und WLAN – deshalb diese Schrift.

Es sei darauf hingewiesen, dass zum Begriff „Elektrosmog" weit mehr gehört, z. B. auch die ***niederfrequenten*** *elektromagnetischen Wechselfelder, vor denen die Weltgesundheitsorganisation WHO schon 2001 eindringlich warnte [27]. Im Folgenden wird aber hier meist nur von den* ***hochfrequenten*** *elektromagnetischen Wellen geschrieben, insbesondere den gepulsten.*

HOCHFREQUENTER ELEKTROSMOG

2. Nationale und internationale Appelle und Warnungen

2.1 Der Freiburger Appell

Stellen Sie sich bitte folgendes Bild vor: Über 1000 Ärzte stehen vor Ihnen und wenden sich ganz persönlich an Sie. Es sind Mediziner, die um Ihre Gesundheit echt besorgt sind, die nicht nur die Symptome, sondern auch die Krankheitsursachen beseitigen wollen. Es sind Menschen, die sich um Ihren zukünftigen Gesundheitszustand wirklich Gedanken machen und die von ganzem Herzen verhindern wollen, dass auch Sie später als irgendeine Nummer in die Krebsstatistik eingehen. Das war bereits im Oktober 2002:

„Aus großer Sorge um die Gesundheit unserer Mitmenschen wenden wir uns als niedergelassene Ärztinnen und Ärzte aller Fachrichtungen, speziell der Umweltmedizin, an die Ärzteschaft, an Verantwortliche in Gesundheitswesen und Politik sowie an die Öffentlichkeit.
Wir beobachten in den letzen Jahren bei unseren PatientInnen einen dramatischen Anstieg schwerer und chronischer Erkrankungen, insbesondere

- Lern-, Konzentrations- und Verhaltensstörungen bei Kindern (z. B. Hyperaktivität)
- Blutdruckentgleisungen, die medikamentös immer schwerer zu beeinflussen sind
- Herzrhythmusstörungen
- Herzinfarkte und Schlaganfälle immer jüngerer Menschen
- Hirndegenerative Erkrankungen (z. B. Morbus Alzheimer) und Epilepsie
- Krebserkrankungen wie Leukämie und Hirntumore

Wir beobachten außerdem ein immer zahlreicheres Auftreten von unterschiedlichen, oft bei Patienten als psychosomatisch fehl gedeuteten Störungen wie

- Kopfschmerzen und Migräne
- Chronische Erschöpfung
- Innere Unruhe
- Schlaflosigkeit und Tagesmüdigkeit
- Ohrgeräusche
- Infektanfälligkeit
- Nerven- und Weichteilschmerzen, die mit üblichen Ursachen nicht erklärlich sind,

um nur die auffälligsten Symptome zu nennen.

Da uns Wohnumfeld und Gewohnheiten unserer Patienten in der Regel bekannt sind, sehen wir, speziell nach gezielter Befragung, immer häufiger einen deutlichen zeitlichen und räumlichen Zusammenhang zwischen dem Auftreten dieser Erkrankungen und dem Beginn einer Funkbelastung, z. B. in Form einer

- Installation einer Mobilfunkanlage im näheren Umkreis der Patienten
- Intensiven Handynutzung
- Anschaffung eines DECT-Schnurlos-Telefones im eigenen Haus oder in der Nachbarschaft.

Wir können nicht mehr an ein rein zufälliges Zusammentreffen glauben, denn

- zu oft beobachten wir eine auffällige Häufung bestimmter Krankheiten in entsprechend funkbelasteten Gebieten und Wohneinheiten,
- zu oft bessert sich die Krankheit oder verschwinden monate- bis jahrelange Beschwerden in relativ kurzer Zeit nach Reduzierung oder Eliminierung einer Funkbelastung im direkten Umfeld der Patienten,
- zu oft bestätigen zudem baubiologische Messungen außergewöhnliche elektromagnetische Funkintensitäten vor Ort unsere Beobachtungen.

Aufgrund unserer täglichen Erfahrungen halten wir die 1992 eingeführte und inzwischen flächendeckende Mobilfunktechnologie und die seit 1995 käuflichen Schnurlostelefone nach DECT-Standard für einen wesentlichen Auslöser dieser fatalen Entwicklung! Diesen gepulsten Mikrowellen kann sich niemand mehr entziehen. Sie verstärken das Risiko bereits bestehender chemischer und physikalischer Umwelteinwirkungen, belasten zusätzlich die Immunabwehr und können die bisher noch ausgleichenden Gegenregulierungsmaßnahmen zum Erliegen bringen. Gefährdet sind besonders Schwangere, Kinder, Heranwachsende, alte und kranke Menschen.

Unsere therapeutischen Bemühungen um die Wiederherstellung der Gesundheit bleiben immer häufiger ohne Erfolg. Das ungehinderte Eindringen der Dauerstrahlung in Wohn- und Arbeitsbereiche, speziell in Kinder- und Schlafzimmer, die wir als äußerst wichtige Orte der Entspannung, Regeneration und Heilung ansehen, verursacht pausenlos Stress und verhindert eine grundlegende Erholung von Gesunden und Kranken.
Angesichts dieser beunruhigenden Entwicklung sehen wir uns verpflichtet, unsere Beobachtungen der Öffentlichkeit mitzuteilen, insbesondere nachdem wir hörten, dass deutsche Gerichte eine Gefährdung durch Mobilfunk als "rein hypothetisch" betrachten (siehe Urteile des Bundesverfassungsgerichts Karlsruhe und des Verwaltungsgerichtshofs Mannheim vom Frühjahr 2002).

Was wir in unserem Praxisalltag erleben ist alles andere als hypothetisch. Wir sehen die steigende Anzahl chronisch Kranker auch als Folge einer unverantwortlichen Grenzwertpolitik, die, anstatt den Schutz der Bevölkerung vor den Kurz- und besonders Langzeitauswirkungen der Mobilfunkstrahlen zum Handlungsmaßstab zu nehmen, sich dem Diktat einer längst hinreichend als gefährlich erkannten Technologie unterwirft. Es ist für uns der Beginn einer ernst zu nehmenden Entwicklung, durch welche die Gesundheit vieler Menschen bedroht wird.

Wir lassen uns nicht länger vertrösten auf weitere, irreale Forschungsergebnisse, die erfahrungsgemäß oftmals von der Industrie beeinflusst werden, während beweiskräftige Untersuchungen ignoriert werden. Wir halten es für dringend erforderlich, jetzt zu handeln!

Als Ärzte sind wir vor allem Anwälte unserer Patienten. Im Interesse aller Betroffenen, deren Grundrecht auf Leben und körperliche Unversehrtheit derzeit aufs Spiel gesetzt werden, appellieren wir an die Verantwortlichen in Politik und Gesundheitswesen. Unterstützen Sie mit Ihrem ganzen Einfluss unsere Forderungen:

- Neue gesundheitsverträgliche Kommunikationstechniken mit interessenunabhängiger Abwägung der Risiken speziell vor deren Einführung und als Sofortmaßnahme und Übergangsregelung
- Massive Reduzierung der Grenzwerte, Sendeleistungen und Funkbelastungen auf ein biologisch vertretbares Maß speziell in Schlaf- und Regenerationsbereichen
- Kein weiterer Ausbau der Mobilfunktechnologie, damit die Strahlungsbelastung nicht noch um ein Vielfaches zunimmt
- Mitspracherecht der Bevölkerung und der Gemeinden bei der Standortplanung der Antennen, was für eine Demokratie selbstverständlich sein sollte
- Aufklärung der Bevölkerung und speziell der Handynutzer über die Gesundheitsrisiken elektromagnetischer Felder und somit bewussterer Umgang, Handyverbot für Kinder und Nutzungseinschränkung für Jugendliche
- Verbot der Handy-Benutzung und DECT-Telefone in Kindergärten, Schulen, Krankenhäusern, Altenheimen, Veranstaltungsstätten, öffentlichen Gebäuden und Verkehrsmitteln analog dem Rauchverbot
- Handy- und mobilfunkfreie Zonen analog autofreien Bereichen
- Überarbeitung des DECT-Standards für Schnurlostelefone mit dem Ziel, die Strahlungsintensität zu reduzieren und auf die tatsächliche Nutzungszeit zu begrenzen sowie die biologisch besonders kritische Pulsung zu vermeiden

- Industrieunabhängige Forschung endlich unter Einbeziehung der reichlich vorhandenen kritischen Forschungsergebnisse und unserer ärztlichen Beobachtungen“

Freiburger Appell verabschiedet und unterschrieben am 20. Oktober 2002 von über 100 niedergelassenen Ärzten aller Fachrichtungen, initiiert und unterstützt von der Interdisziplinären Gesellschaft für Umweltmedizin IGUMED, zahlreichen Medizinern und Therapeuten sowie Verbänden, Organisationen, Instituten, Initiativen, Wissenschaftlern und Baubiologen.

Einen Monat später haben weitere 100 deutsche Fachärzte und 2000 internationale Wissenschaftler, Elektrosmogexperten, Therapeuten, Verbände, Initiativen, Unterstützer, Bürger aller Berufsgruppen... ihre Solidarität bekundet und den Freiburger Appell unterschrieben. Ein Jahr später waren es schon 40.000 Unterschriften, davon 1200 von Ärzten. Täglich nimmt die Unterschriftenflut zu, speziell von hochrangigen Experten, auch aus dem Ausland. Zunehmend kommen Betreiber, Hersteller, Politiker, Behörden, Vermieter, Verantwortliche ... aufgrund des Freiburger Appells unter Druck. [5]

2.2 Elf weitere deutsche Ärzteappelle

Die Situation ist sehr ernst. Weitere Ärzte und Mediziner alarmieren deshalb in den folgenden Appellen [6]**:**

- Mobilfunk Ärzteappell Allgäu-Bodensee-Oberschwaben
- Bamberger Appell
- Coburger Appell
- Haibacher Appell
- Hofer Appell
- Lichtenfelser Appell
- Maintaler Appell
- Oberammergauer Appell
- Pfarrkirchner Appell (bei Bad Hall)
- Stockacher Appell
- Schlüchterner Appell

Und auch im Ausland nehmen die Warnungen und Appelle von hochrangigen Wissenschaftlern, Gesellschaften und Verbänden zu:

2.3 Erklärung der Gesellschaft zur Erforschung von Krebstherapien vom 23. März 2009:

(Association pour la Recherche Thérapeutique Anti-Cancéreuse (ARTAC))

Elektromagnetische Felder und Gesundheit

„Die Darwin'sche Evolution geschah in der Gegenwart natürlicher elektromagnetischer Felder (EMF). Der Magnetsinn ist einer der biologischen Mechanismen, die von den Zugvögeln und den Bienen für die Navigation benutzt werden. Kein Wissenschaftler kann heute behaupten, die Abdeckung unserer europäischen Territorien mit den vielfältigsten EMF habe gegenwärtig oder zukünftig keine bedeutenden Auswirkungen auf das Verhalten und die Erhaltung der Fauna.

Die Effekte der EMF auf unsere Gesundheit sind begründet durch die klinische Beobachtung sehr zahlreicher toxikologischer und biologischer Untersuchungen sowie einiger epidemiologischer Studien. In Europa gibt es heute eine zunehmende Zahl kranker, als elektrosensibel bezeichneter Personen (EHS = Electrohypersensitives), die eine Intoleranz gegenüber den EMF entwickelt haben.

Obwohl die bei EHS relevanten biologischen Mechanismen noch nicht verstanden werden, ist der Status der EHS in Schweden gesetzlich als Behinderung anerkannt.

Wir Ärzte, die wir in Übereinstimmung mit dem Hippokratischen Eid handeln, wir Wissenschaftler, die wir im Namen der wissenschaftlichen Wahrheit handeln, wir alle, Doktoren und Forscher verschiedener Staaten der Europäischen Union, erklären hiermit in gänzlicher Unabhängigkeit unseres Urteils, dass bei einer zunehmenden Zahl von Patienten eine Intoleranz gegenüber EMF festgestellt werden muss, und dass ihnen diese Intoleranz schweren Schaden an ihrer Gesundheit sowie im Familien- und Berufsleben zufügt; dass die Möglichkeit einer Entwicklung neurodegenerativer Krankheiten oder gar bestimmter Krebsformen nicht ausgeschlossen werden kann, und dass dieser Schaden deshalb durch die Sozialversicherungssysteme der verschiedenen Mitgliedstaaten der Europäischen Union anerkannt und ausgeglichen werden muss.

Hiermit warnen wir die Regierungen, dass gemäß heutigem Wissensstand nicht auszuschließen ist, dass nach einer ausreichenden Expositionsdauer auch die Kinder von dieser Intoleranz betroffen sein werden, und dass dadurch in den kommenden Jahren ein bedeutendes Problem in Bezug auf die öffentliche Gesundheit in all denjenigen Staaten verursacht werden wird, welche die auf den EMF basierenden modernen Technologien ohne Einschränkung nutzen.

Auch wenn unsere wissenschaftlichen Kenntnisse noch unvollständig sind und gewisse Ergebnisse gegenwärtig einen Meinungsstreit ausgelöst haben, so anerkennt die internationale Gemeinschaft der Wissenschaftler doch einmütig das Vorhandensein eines ernsthaften potentiellen Risikos für die öffentliche Gesundheit und fordert dringend die Anwendung des Vorsorgeprinzips.

Mit gewissen Interessengruppen weiterhin gemeinsame Sache zu machen und die Gesundheit im Namen kurzfristiger wirtschaftlicher und finanzieller Interessen zu gefährden, kann der Gesamtheit unserer Mitbürger nur Unheil bringen.

- Prof. Franz Adlkofer, Koordinator des Europäischen REFLEX-Forschungsprogramms, Verum Foundation, München (Deutschland)
- Prof. Dominique Belpomme, Universität Paris-Descartes, Medizinisch-Onkologische Fakultät, Europäisches Krankenhaus Georges Pompidou, Paris (Frankreich)
- Prof. Lennart Hardell, MD PhD, Onkologische Fakultät, Universitätskrankenhaus, Örebro (Schweden)
- Prof. Olle Johansson, Neurologische Fakultät, Karolinska Institut, Königliche Technische Hochschule, Stockholm (Schweden)“

Übersetzung durch Bürgerwelle Schweiz, 01.05.2009, verbessert 05.05.2009, [7]

2.4 Weitere renommierte Wissenschaftler schlagen Alarm

„31.08.2008. Eine internationale Arbeitsgruppe renommierter Wissenschaftler, Forscher und Gesundheitspolitik-Experten (**The BioInitiative Working Group**) hat ihren Bericht über den Einfluss elektromagnetischer Felder (EMFs) auf die Gesundheit veröffentlicht. Der Bericht äußert schwere Bedenken zur Sicherheit von existierenden öffentlichen Grenzwerten, die regulieren, wie viel EMF von Stromleitungen, Handys und vielen anderen Quellen der EMF-Belastung im täglichen Leben zulässig ist.

Der Bericht trägt die wissenschaftlichen Beweise zusammen, die Bedenken über den Einfluss auf die Gesundheit von Menschen erheben, einschliesslich Kinderleukämie (von Stromleitungen und anderen elektrischen Emissionen), Gehirntumoren und Akustikusneurinomen (von Handys und schnurlosen Telefonen) sowie Alzheimerkrankheit. Es liegen Beweise vor, dass EMFs ein Risikofaktor für Krebs sowohl bei Kindern als auch bei Erwachsenen sind. EMFs von Quellen wie Starkstromleitungen, elektrischen Gebäudeverdrahtungen sowie Erdungsvorrichtungen von Gebäuden und Geräten werden mit erhöhten Risiken von Kinderleukämie in Zusammenhang gebracht und können später im Leben die Weichen für Krebs bei Erwachsenen stellen.

… Wireless-Technologien, die Hochfrequenzstrahlung (HF) zum Versenden von E-Mail-Nachrichten und Sprachkommunikation verwenden, sind tausende Male stärker als die Pegel, die Berichten zufolge Schlafstörungen, Kopfschmerzen, Gedächtnis- und Konzentrationsprobleme sowie andere gesundheitsschädigende Symptome verursachen. Der Gesundheitspolitik Experte und Mitherausgeber des Berichts, Dr. David O. Carpenter, Direktor am *Institute for Health and the Environment* der *University of Albany* im US-Bundesstaat New York, erklärte: Dieser Bericht sendet eine Warnung, dass die langfristige Belastung durch bestimmte Arten von EMFs starke negative Auswirkungen auf die Gesundheit haben kann. Daher ist nun eine sorgfältige Planung der öffentlichen Gesundheit gefordert, um Krebs und neurologische Erkrankungen zu verhindern, die mit den Emissionen von Stromleitungen und anderen EMF-Quellen in Zusammenhang gebracht werden. **Wir müssen die Öffentlichkeit und unsere Entscheidungsträger darüber aufklären, dass es nicht wie gewohnt weitergehen kann.**“ [8]

In *Die Gefährdung und Schädigung von Kindern durch Mobilfunk* [9, S. 6] wird zum Bericht der **BioInitiative Working Group** folgendes ausgeführt:

„… In der Sichtung von mehr als 2000 vorliegenden Studien zur Wirkung elektromagnetischer Felder kommt der Report zu dem Schluss, dass die Risiken der boomenden Techniken schnurloser Kommunikation enorm groß sind. An mehreren Stellen wird gesagt, dass sie für Kinder besonders groß sind ...:
„Langzeitexpositionen und kumulative Expositionen durch derart massiv erhöhte hochfrequente Strahlung haben in der bisherigen Geschichte der Menschheit nichts Vergleichbares. Die veränderten Strahlungsverhältnisse sind für Kinder, die inzwischen routinemäßig jeden Tag mehrere Stunden telefonieren, besonders auffällig.“ (www.bioInitiative.org, Sekt. 17)“

2.5 Ein internationaler Appell von 20 Krebsspezialisten

„Am 20. Juni 2008 haben 20 internationale Wissenschaftler, die meisten von ihnen Krebsspezialisten, … vor den Gefahren der Mobilfunktelefone gewarnt – insbesondere im Hinblick auf Kinder. Angesichts jüngerer Studien und beobachteter Akustikus-Neurinome [„gutartige“ Tumore im Kopf] wird das Risiko als „sehr hoch“ eingestuft – dem Lungenkrebsrisiko von Rauchern vergleichbar. … So wird u. a. gefordert: Handys gehören nicht in die Hand von Kindern unter 12 Jahren; niemand solle länger als wenige Minuten am Tage schnurlos telefonieren, …“ [9, S. 7]

2.6 Die Venedig-Resolution

„Die ICEMS [International Commission on Electromagnetic Safety = Internationale Kommission für elektromagnetische Sicherheit] ist eine Gruppe führender Wissenschaftler aus aller Welt, die sich mit den Auswirkungen der Exposition elektromagnetischer Felder auf die menschliche Gesundheit befassen. ... In eindringlichen Appellen hat die Expertengruppe ... vor den gegebenen Risiken und ihrer Vergrößerung durch den Einfluss der Industrie auf die Wege der Forschung gewarnt. In ihrer neuerlichen Resolution vom 5. Juni 2008 ... stellt die ICEMS fest:

„Die Strahlungsschutz-Richtlinien für nicht ionisierende Strahlung, wie sie von internationalen Standard-Organisationen empfohlen und von der WHO unterstützt werden, sind unzureichend. Die existierenden Richtlinien basieren auf den Resultaten von Akut-Expositionsstudien und berücksichtigen nur thermische Effekte. Wir brauchen eine weltweite Anwendung des Vorsorgeprinzips. Zudem sollten neue Richtlinien entwickelt werden, welche die unterschiedlichen physiologischen Vorbedingungen berücksichtigen, z. B. Schwangerschaft, Neugeborenen, Kinder und ältere Menschen ...

Wir widersprechen der Behauptung der Industrie schnurloser Kommunikation, es gebe keinen glaubhaften wissenschaftlichen Beweis von Risiken. Die gegenwärtige epidemiologische Beweislage ist stärker als je zuvor ... Wir raten dringend, den Gebrauch von Handys und ähnlichen Geräten durch Kinder und Teenager einzuschränken ...““

[9, S. 7]

"Hunderttausende Benutzer von Handys werden an einem Hirntumor erkranken.“ „Handys sollte man bis zum 18. Lebensjahr verbieten! Das Tumorrisiko ist für Kinder wesentlich größer als für Erwachsene."

L. Lloyd Morgan, Elektro-Ingenieur, Direktor der Hirntumor-Gesellschaft der USA, in einem Interview mit der Zeitschrift 'Saldo' (Heft 14, 9. September 2009) [14]

2.7 Österreichische Ärztekammer hält an Warnung vor Strahlung fest (17.09.2008)

– Erhöhtes Risiko für Hirntumore –

Derzeit empfohlene Grenzwerte bieten keinen ausreichenden Schutz

Pressemitteilung der Ärztekammer Wien

„Wien (OTS) – Die Ärztekammer bleibt bei ihrer eindringlichen Warnung hinsichtlich möglicher gesundheitlicher Schäden durch Mobilfunkstrahlen. Die Technologie sei nach wie vor zu wenig und zu kurz erforscht, um eine Entwarnung geben zu können, betont der Referent für Umweltmedizin der Ärztekammer für Wien, Erik Huber. Anderslautende Meldungen seien Beschwichtigungsversuche der Industrie und daher im Sinne eines medizinischen Vorsorgegedankens "strikt zurückzuweisen". ...

Huber: **"Erst kürzlich hat eine Meta-Analyse der Langzeitdaten epidemiologischer Studien bei Personen, die bereits mehr als zehn Jahre ein Mobiltelefon benutzen, ein bis zu 200 Prozent erhöhtes Risiko für die Erkrankung an einem Hirntumor ergeben."** Dies zeige, dass in Zukunft mehr Menschen mit der Entstehung von Krebs in von Handy exponierten Körperregionen rechnen müssten. ...

Huber weist auch darauf hin, dass es die Mobilfunkindustrie von Anfang an verabsäumt habe, sich bereits im Vorfeld mit dem Problem elektromagnetischer Felder (EMF) auseinanderzusetzen. "Diese Technologie wurde vor ihrer großflächigen Verbreitung nie vertieft auf gesundheitliche Auswirkungen überprüft", so Huber. Die derzeit empfohlenen Grenzwerte würden absolut keinen ausreichenden Schutz bieten. Daher solle man sich von Beschwichtigungsversuchen wie: "Die Grenzwerte sind vollkommen ausreichend" nicht in die Irre führen lassen, betont Huber, der auch darauf hinweist, dass ein Medikament mit einer ähnlich unsicheren Datenlage wie derzeit bei der Mobilfunkstrahlung "nie im Leben zugelassen werden würde".

Der engagierte Umweltmediziner führt weiters aus, dass bereits im August 2007 mit der Veröffentlichung des "Bioinitiative Report" das EMF-Problem einer weltweiten Öffentlichkeit bekannt gemacht wurde. Der Bericht veranlasste sogar die EU-Umweltagentur, EMF mit anderen Umweltschadstoffen wie Asbest oder Benzol zu vergleichen und unter Hinweis auf den Bericht die wissenschaftliche Basis der heutigen EMF-Grenzwerte in Frage zu stellen. Huber: "Wir sehen es daher als unsere Pflicht an, im Sinne des Vorsorgegedankens Patienten gegen die Interessen der Wirtschaft zu schützen." " [10]

„10 Forderungen der Wiener Ärztekammer an Politik, Medien und Industrie" in deren Erklärung vom 09.06.2011 aufgrund der Einstufung der WHO über die möglichen Krebsgefahren von Handys s. Infoblatt *diagnose funk kompakt 06/2011.*

3. Immer mehr Quellorte für den hochfrequenten Elektrosmog

„Es gibt 260 000 Mobilfunk-Sendeanlagen in Deutschland. Fast 90 Millionen Handys, ca. 50 Millionen DECT-Schnurlos-Telefone und WLAN-Anschlüsse strahlen in Haushalten, Schulen, Kindergärten und Betrieben mit gepulster Mikrowellentechnologie.
Politik, Medizin und alle Bürger sind mit einer neuen Situation konfrontiert: Fast alle Menschen sind in der Kombination Handy, WLAN, DECT-Telefon und Mobilfunkbasisstationen einer 24-stündigen Strahlenbelastung durch gepulste Mikrowellen ausgesetzt, die es so bis in die 80er Jahre nicht gab.
Ein normales Großstadtszenario: Die eigene Wohnung wird bestrahlt durch einen Hochfrequenzmix vom benachbarten Mobilfunkmasten, dem Polizeifunk TETRA, digitalem TV, den Strahlungen von DECT-Telefonen und mehreren WLAN-Spots (oft mehr als ein Dutzend) aus den Nachbarwohnungen. Das summiert sich mit der selbstgemachten Bestrahlung aus eigenem Handy-Gebrauch, DECT-Telefon und WLAN. Je nach Wohnlage kommen Belastungen von Radar, Eisenbahnstrom und Hochspannungsleitungen hinzu, dazu der gesamte Niederfrequenzbereich aus dem Hausstrom. Keine Gesundheitsbehörde erfasst die Summe und Wirkungen dieser Strahlenbelastung.“ [3, S. 5]
Und wie auch aus dem Kapitel 8 hervorgeht, sind weitere Sendeanlagen und damit eine noch weitaus stärkere Strahlenbelastung geplant!

Als hochfrequenter Elektrosmog wird das Vorhandensein elektromagnetischer Wellen verstanden, die mit einer Frequenz ab etwa 30.000 Schwingungen pro Sekunde (30.000 Hertz = 30 kHz) von verschiedenen Sendeeinrichtungen und/oder von Funkern abgestrahlt werden. Die Strahlungsdichte wird in Mikrowatt pro Quadratmeter ($\mu W/m^2$) angegeben, ist abhängig von

- der Leistung der Sender und deren Auslastung
- Art, Aufbau und Ausrichtung der Sender
- Reflexionen der Strahlung in der näheren Umgebung
- Art, Aufbau und Abschirmeigenschaften des betroffenen Hauses
- Umwelt-, Landschafts- und Wettergegebenheiten
- Abstand zum Sender

Man spricht auch von elektromagnetischer Strahlung, elektromagnetischen Wellen, Hochfrequenz HF. Entscheidend sind neben der Strahlungsdichte die Frequenz sowie die Modulation, d. h. das Aufbringen einer niederfrequenten Information auf die Welle, die selbst nur der Träger ist. [15, S. 181]

In der Broschüre *Zellen im Strahlenstress* heißt es unter der Überschrift: *UMTS: Technik der totalen Bestrahlung* u. a.:
„Mit Hochdruck wird die UMTS-Technik vermarktet, sie geht über das Telefonieren hinaus: Filme herstellen, anschauen und tauschen, Musik anhören und herunterladen, TV und Internet auf dem Laptop und Handy. Der UMTS-Markt ist auf Kinder und Jugendliche ausgerichtet. Mit aggressiver Werbung sollen Bedürfnisse geweckt und ein neues Kommunikationsverhalten durchgesetzt werden. In der Summe bedeutet dies, dass wir 24-Stunden lang einer Wolke künstlich erzeugter Strahlung ausgesetzt sind. …
UMTS bedeutet einen Sprung in der Dichte der elektromagnetischen Felder. Um die höheren Datenmengen an den Verbraucher zu bringen, müssen von jedem der vier Betreiber [Deutsche Telekom, Vodafone, O2 und E-Plus] in den Großstädten alle 300 m Sendestationen errichtet werden, auf dem Land soll das mit EDGE und WiMax geleistet werden. Die zellulären Auswirkungen des dadurch entstehenden Frequenzmixes und der sich überschneidenden Strahlungsdichten sind noch weitgehend unerforscht. Die Wissenschaft warnt vor nicht kalkulierbaren Risiken.“
„… Die an der Medizinischen Universität Wien durchgeführte UMTS-Studie (2007) ergab, dass das gentoxische Potential der UMTS-Handystrahlung 10-mal größer ist als bei GSM …“ [3, S. 17]

Hochfrequente Mobilfunkstandards – immer intensiver und schädlicher	
CT1+	***Mobilfunkstandard der 1. Generation***, **analog + ungepulst**; Strahlung nur, wenn telefoniert wird; Lizenz dafür wurde 2008 beendet!
GSM	***Mobilfunkstandard der 2. Generation,*** **digital + gepulst**; Grundlage für D- und E-Netze; Gepulste Wellen sind biologisch kritischer!
EDGE	Technik zur Erhöhung der Datenübertragungsrate im GSM-Mobilfunk
UMTS	***Mobilfunkstandard der 3. Generation,*** digital + gepulst; gentoxischer
WiMax	Funkübertragungssystem, ist zu einem Standard für Mobilfunksysteme der ***3. u. 4. Generation*** weiterentwickelt worden; Konkurrent zu LTE
LTE	„Long Term Evolution“ - Nachfolger des Mobilfunkstandards UMTS

Ein Grund dafür, dass sich diese Funktechnologie bisher so weit entwickelte, besteht auch darin, dass die Luft als Überträger von Informationen nichts kostet – im Gegensatz zu Kabeln und Leitungen. Nur – das ist das Problem – in diesen zahlreichen vielfältigen, sich überlagernden und reflektierten Strahlungsfeldern, in diesem „Wellensalat“ befinden wir uns Menschen (und Tiere und Pflanzen) auch noch! Und wir sind für solche hohen Strahlungsdichten einfach nicht konzipiert, sind ja selbst „elektrische Wesen.“

4. Einige der schon bekannten Gesundheitsschädigungen

4.1 Vertrauliche Verschlusssache bei der Volksarmee

Schon allein bei den Literaturrecherchen für seine Dissertation an der Ernst-Moritz-Arndt-Universität Greifswald im Jahre 1967 zum Thema *„Zur Problematik des Einflusses von Mikrowellen auf den Gesundheitszustand des Funkmesspersonals der Nationalen Volksarmee“* fand Klaus-Peter Wenzel einen klaren Zusammenhang zwischen dem Einfluss von Mikrowellen und einer Vielzahl von gesundheitlichen Auswirkungen:

Vertrauliche Verschlußsache VS-Nr. C-15937 27. Ausf. Blatt 25

- 19 -

Tabelle 1

In der Literatur beschriebene Häufungen subjektiver Symptome bei Arbeiten im Einflußbereich von Mikrowellen.

Subjektives Symptom	Nummer der Veröffentlichung im Literaturverzeichnis
Kopfschmerzen	178, 203, 74, 123, 4, 224, 89 30, 20, 177
leichte Ermüdbarkeit	178, 203, 74, 123, 224, 89, 30, 177
Schlafstörungen	178, 123, 224, 89, 4
allgemeine Mattigkeit	178, 203, 30, 4
Augenschmerzen	178, 224, 30, 20, 84
Herzstechen	178, 89, 177
sinkende Denkschärfe	203, 224, 89, 177, 4
erhöhte Reizbarkeit	203, 224, 89, 177, 4
Gefühl der Erschlagenheit	203
Schwindelgefühl	123, 224, 30
nachlassende Potenz	89, 30
Sehstörungen	30, 84
Durst bei der Arbeit	123

4.2 Elektrosmog ist krebsgefährlich!

„Jedes Jahr erkranken 450.000 Menschen in Deutschland neu an Krebs, 216.000 Menschen sterben jährlich daran. Experten schätzen, dass die Zahl der Krebserkrankungen bis zum Jahr 2050 um 30 Prozent zunehmen wird." [12] Bedenken Sie: Tag für Tag erhalten über 1230 Menschen in Deutschland die Diagnose „Krebs". Ja, es gibt sehr viele Gründe. Doch eine bisher kaum beachtete Ursache für diese hohe Krebsrate ist der Elektrosmog! Und die gute Nachricht, die Ihnen diese Schrift gern übermitteln möchte, heißt: SIE KÖNNEN SICH SCHÜTZEN! Sie sind dieser Situation nicht hilflos ausgeliefert! Doch zuerst einige wachrüttelnde Forschungsergebnisse:

Netanya (Israel) – Vierfach erhöhte Krebsraten

„In der im Journal of Cancer Prevention April 2004 veröffentlichten Studie wurde das Neuauftreten von Krebserkrankungen in der Nähe eines Mobilfunksenders im Vergleich mit einer unbestrahlten Region untersucht. Die Autoren R. und D. Wolf finden bereits nach einem Jahr Laufzeit gegenüber der Gesamtbevölkerung und der Kontrollgruppe vierfach erhöhte Krebsraten bei Frauen, die sich im Folgejahr wiederholt." [11, S. 18]

Schon bei 500 Mikrowatt/m² verdoppeltes Krebsrisiko bei Kindern

„Epidemiologische Beobachtungen um Hochfrequenzsender wie den Sutra Tower (San Francisco) haben an der Auswertung der Krebsfälle bei Kindern und Jugendlichen in den Wohngebieten rund um den Turm gezeigt, dass eine hochsignifikante Dosis-Wirkung-Beziehung besteht: Schon bei nur 500 Mikrowatt/m² war das Krebsrisiko nahezu verdoppelt." [1, S. 25]

Brasilianische Studie weist steigende Krebsrate mit zunehmender Nähe zum Mobilfunksender nach

Zum 07.07.2011 wurde in der internationalen wissenschaftlichen Zeitschrift *„Science of Total Environment"* eine aufsehenerregende Arbeit veröffentlicht. Forscher verschiedener Fakultäten der brasilianischen staatlichen Universität Belo-Horizonte und des öffentlichen Gesundheitsdienstes hatten im gesamten Regierungsbezirk *Minas Gareis* die Ortsdaten von 2 Millionen Einwohnern ausgewertet, Messungen durchgeführt und die Verteilung von über 7000 Krebstodesfällen mit den vorhandenen Datenbanken der installierten Mobilfunksender abgeglichen, dies von 1996 - 2006.

Es zeigt sich erstens, dass die Krebssterblichkeit dort am höchsten ist, wo die Einwohner den höchsten Strahlenbelastungen ausgesetzt sind. Im höchst bestrahlten Bereich *Centro-Sul* findet man 1459 Krebstodesfälle auf

249.862 Einwohner, was einer Rate von 58 auf 10.000 entspricht. In der geringer belasteten Region *Barreiro* zeigen sich auf 219.873 Einwohner 451 Krebstodesfälle, die Rate liegt mit 20 auf 10.000 um zwei Drittel niedriger. **Die Angaben weisen zweitens nach, dass die Rate der Sterblichkeit durch Krebs umso höher ist, je näher die Einwohner am Sendemast leben**, siehe Tabelle 5 [Todesrate durch Tumore in Abhängigkeit der Distanz zu den Mobilfunksendern in *Belo Horizonte municipality*; siehe auch linken Innencover]:

Table 5
Mortality rates by neoplastia in the Belo Horizonte municipality, according to distance from the BS.

Distance (meters)	Deaths total	Population total	Mortality rate/ 10,000	Relative risk
Until 100	3569	821,890	43.42	1,35
Until 200	4977	1,237,368	40.22	1.25
Until 300	5950	1,602,869	37.12	1.15
Until 400	6432	1,796,604	35.80	1.11
Until 500	6724	1,934,032	34.76	1.08
Until 600	6869	2,030,093	33.83	1.05
Until 700	6947	2,055,325	33.80	1.05
Until 800	6989	2,086,712	33.49	1.04
Until 900	7000	2,107,277	33.21	1.03
Until 1000	7044	2,148,327	32.78	1.00
Null hypothesis	7191	2,238,332	32.12	1.00

[Auszüge aus: www.diagnose-funk.org/assets/df_belo-horizonte_2011-07-23.pdf
Original siehe www.sciencedirect.com/science/article/pii/S0048969711005754]

Schweiz – Bei Krebspatienten erfolgen zu Hause Strahlenmessungen und Unterricht über den eigenen Strahlenschutz

„10. Februar 2009, Dr. Thomas Rau, medizinischer Leiter der weltbekannten Paracelsus-Klinik in Lustmühle, Schweiz, sagt, er sei davon überzeugt, dass eine „elektromagnetische Belastung" zu Krebs, Konzentrationsproblemen, ADD [Attention Deficit Disorder = Aufmerksamkeitsdefizit-/Hyperaktivitätsstörung], Tinnitus, Migräne, Schlafstörungen, Herzrhythmusstörungen, Parkinson und sogar zu Rückenschmerzen führen kann. An der Paracelsus-Klinik (www.paracelsus.ch) werden Krebspatienten nun routinemäßig über die Sanierungsstrategien für elektromagnetische Felder unterrichtet und Fachleute von der Firma Geopathologie Schweiz werden in die Wohnungen von Patienten geschickt, um die Exposition durch elektromagnetische Felder zu untersuchen." [14, Fortsetzung des Zitats auf S. 72]

4.3 Die Produktion des Hormons Melatonin wird gehemmt!

In unserem Zwischenhirn haben wir die Zirbeldrüse (lateinisch: Epiphyse), die das Hormon Melatonin produziert. Dieses hat u. a. folgende Aufgaben:

- Es steuert den Tag-Nacht-Rhythmus.
- Es ist ein wirkungsvoller Radikalfänger, der die Zelle schützt.
- Es stimuliert die Aktivität von wichtigen Antioxidanz-Enzymen.

▶ **Es hat dadurch einen stabilisierenden Effekt auf das Immunsystem.**

▶ **Es kann direkt das Wachstum bestimmter Tumoren hemmen.**

Die Produktion von Melatonin wird schon bei 100 Mikrowatt/m² gehemmt; die maximale Hemmung bereits bei 5.000 Mikrowatt/m² erreicht! [3, S. 19] Dazu ein Beispiel von einer 6-köpfigen Familie aus Dresden, die 2004 von einer Sendeanlage 40 m entfernt wohnte und bei der im Blut die Melatoninwerte gemessen wurden [13]:

Durchschnittlicher Blut-Melatoninwert vor Urlaub:	2,02 pg/ml
Durchschnittlicher Blut-Melatoninwert im Urlaub:	8,32 pg/ml
Durchschnittlicher Blut-Melatoninwert 2 Tage nach Urlaub:	1,88 pg/ml

Es ist offensichtlich: Die hochfrequenten Mobilfunkstrahlen stören die Funktion der Zirbeldrüse massiv, was Schlafstörungen, Tagesmüdigkeit und vor allem eine Schwächung des Immunsystems zur Folge hat! Die körpereigene Tumorabwehr wird rücksichtslos sabotiert!

4.4 Die Strahlen wirken als Störsender im Körper!

„Alle Lebensvorgänge, deren Steuerung und die Aufrechterhaltung des Lebens bei Pflanzen, Tieren und Menschen beruhen auf und sind gebunden an elektromagnetischen Schwingungen im Mikrowellenbereich. ... Künstliche elektromagnetische Felder des Mobilfunks liegen im Frequenzbereich der natürlichen, die Lebensvorgänge steuernden elektromagnetischen Felder.
*U. a. aufgrund dieser Qualität (Resonanz) greifen sie in die biologischen Steuerungsvorgänge als Störsender ein, induzieren unnatürliche Schwingungsmuster im Organismus, verstellen die Steuerungssignale und stören die natürliche Informationsübertragung. Dabei kommt es u. a. zu Ladungsverschiebungen an der Zellmembran, zu Störungen im Ionenaustausch, zu Fehlreaktionen an den Neuronen und Nervenzellen, zu Veränderungen in der Hormonausschüttung, zur Freisetzung von Radikalen, Molekülbrüchen in der Erbsubstanz ... **„Funkwellen treffen den Menschen in der zentralen Steuerung der Lebensvorgänge“**“* [11, S. 29]

4.5 Die Strahlen durchbrechen die Blut-Hirn-Schranke!

Zum Schutz unseres Gehirns besitzen wir eine Membran, die sogenannte Blut-Hirn-Schranke – eine Barriere zwischen Zentralnervensystem und Blutkreislauf. In der Broschüre *Mobilfunk – Einwirkungen auf die menschliche Gesundheit* wird von einem alarmierenden Forschungsergebnis berichtet: *„Öffnung der Blut-Hirn-Schranke und Zerstörung von Neuronen [Nervenzellen] im Gehirn von Ratten durch Handy-Strahlung. Das Rattengehirn ist dem menschlichen Gehirn physiologisch sehr ähnlich und Untersuchungen über mögliche Schädigungen bei Menschen durch z. B. Medikamente werden daher oft an Ratten durchgeführt. Darüber hinaus lässt die Art der EEG-Veränderungen beim Menschen bei Bestrahlung mit Mobilfunkwellen darauf schließen, dass auch beim Menschen die Blut-Hirn-Schranke geöffnet wird. Dies bedeutet den ungehinderten Eintritt von Umweltgiften wie z. B. Schwermetallen in den Hirnblutkreislauf und damit eine Potenzierung der Schädigung durch Schwermetalle und Mobilfunkwellen. U. a. kann damit die derzeitige erschreckende Zunahme von Parkinson- und Alzheimer-ähnlichen Zuständen im Zusammenhang stehen.* [11, S. 29f; **EEG** = Elektronenzephalogie, eine Methode zur Messung der elektrischen Gehirnströme]

4.6 Die Strahlen lösen eine krankmachende Spirale aus!

Es würde den Rahmen dieser Broschüre sprengen, wenn an dieser Stelle auf die hochkomplizierten biologischen Prozesse in unserem Körper näher eingegangen werden würde. Deshalb mit dem Hinweis auf die angegebene Literatur nur eine Zusammenfassung: Die Strahlen greifen in lebensnotwendige Prozesse und Strukturen in unserem Körper störend ein, sabotieren sie:

- Die Reparatur von DNA-Schädigungen, die durch das Rauchen, Umweltgifte wie Feinstaub u. a. toxische Stoffe verursacht werden, wird gehemmt. (DNA = Molekül, das die Erbinformationen trägt.)
- Sie erzeugen selbst eine Überproduktion von zellschädigenden Freien Radikalen, die wiederum die DNA schädigen können.
- Die körpereigenen Abwehrstoffe – die Radikalfänger – werden durch die Strahlen geschwächt.
- Sie greifen störend in die Zentrale unseres Stoffwechsels und unserer Energieproduktion ein: Sie schwächen die ATP-Produktion. (ATP = Molekül, das als Energieträger unentbehrlich ist.)
- Die Hemmung der ATP-Produktion schwächt das Gesamtsystem.

►►► **Die hochfrequenten elektromagnetischen Strahlungen lösen eine krankmachende Spirale aus.** [3, S. 40]

4.7 Die Strahlen beeinflussen auch den Darm negativ!

Der in den USA berühmte Ernährungsspezialist Jordan S. Rubin geht in seinem Bestseller „Des Schöpfers Kost" ausführlich auf die Bedeutung des Magen-Darm-Traktes ein. Unter der Überschrift „Sie haben zwei Gehirne!" heißt es:

„Haben Sie sich jemals gefragt, warum Leute, bevor sie auf die Bühne gehen, ein flaues Gefühl im Magen haben? Oder warum ein bevorstehendes Vorstellungsgespräch eine Darmkrampfattacke verursachen kann? Und warum verursachen Arzneimittel gegen Depression, die doch aufs Gehirn abgezielt sind, bei Millionen von Menschen, die solche Mittel nehmen, Brechreiz oder Magenverstimmung? Der Grund für diese alltäglichen Erfahrungen ist der, weil jeder von uns im wahrsten Sinne des Wortes zwei Gehirne hat – das bekannte in unserem Schädel eingeschlossen, und das weniger bekannte, doch von entscheidender Bedeutung, das im menschlichen Darm vorkommt. Wie siamesische Zwillinge sind die zwei Gehirne miteinander verbunden; wenn eins sich aufregt, so regt sich auch das andere auf.
*Dieses „zweite Gehirn" im Darm wird als „Darmnervensystem" ... bezeichnet. Dieses besteht aus Neuronen [**Nervenzellen**], Neurotransmittern und Botenproteinen, eingebettet in Gewebeschichten oder -umhüllungen, welche die Speiseröhre, den Magen, den Dünndarm und den Dickdarm säumen. ...*
Das Darmnervensystem hat einen komplexen Nervenkreislauf und dieses „zweite Gehirn" in Ihrem Darm kann unabhängig von Ihrem ersten Gehirn fungieren. Es lernt buchstäblich aus den Erfahrungen, erinnert sich vergangener Handlungen und Geschehnisse und bringt eine ganze Reihe von „Bauchgefühlen" hervor, die Ihre Aktivitäten beeinflussen können."

Nun erinnern Sie sich bitte an den Freiburger Ärzteappell (S. 8), wo es heißt:
*„Wir beobachten in den letzen Jahren bei unseren PatientInnen einen dramatischen Anstieg schwerer und chronischer Erkrankungen, insbesondere ... **Hirn**degenerative Erkrankungen (z. B. Morbus Alzheimer) und Epilepsie."*

Ja, hier ist das Gehirn im Kopf gemeint, doch wenn die Nervenzellen im Kopf von den Strahlungen geschädigt werden, so werden auch die Nervenzellen im Darm geschädigt. Deshalb sollten sich besonders auch die Personen mit Darmproblemen und chronischen Darmentzündungen wie Morbus Crohn und Colitis ulcerosa aktiv vor dem Elektrosmog schützen! Eine zweistündige Bestrahlung mit GSM-Handystrahlen bewirkte bei Ratten ein Absterben von Nervenzellen im Gehirn! [3, S. 22 und 5, S. 20]

Die hochfrequenten Strahlen töten aber nicht nur Nervenzellen ab, sondern schädigen zusätzlich die so wichtigen guten Bakterien im Darm, siehe S. 72!

5. Entlarven und messen Sie diese Strahlungen!

Die Tücke besteht darin, dass man einfach so bestrahlt werden kann, ohne dass unsere Sinnesorgane etwas signalisieren und uns alarmieren. Und aus dieser Fehlinformation fallen die meisten Menschen oft dem fatalen Trugschluss zum Opfer: *„Ich spüre nichts, also schadet es mir nicht!"* Das Gleiche gilt ja bekanntlich auch für die radioaktive Bestrahlung.
Aber so wie es Messinstrumente dafür und auch für die Temperatur gibt – damit man sich durch geeignete Kleidung entsprechend schützen kann –, so gibt es auch Messinstrumente für den hochfrequenten Elektrosmog.

Sehr gute Erfahrungen hat der Autor mit dem **Digitalen Hochfrequenz Analyser HF 32D** (s. Innencover) von der Firma *Gigahertz Solutions*, auf deren Homepage www.gigahertz-solutions.de die Geräte vorgeführt und auch spezielle Seminare angeboten werden. Alle hochfrequenten Strahlungen im Frequenzbereich von 800 bis 2.500 Megahertz werden zuverlässig erfasst, summiert und angezeigt. In diesen Bereich fallen unter anderem:

- die Mobilfunkfrequenzen GSM 900 und GSM 1800 (in Deutschland: D1, D2, E-Plus, O2)
- Schnurlose Telefone nach dem DECT-Standard
- Mobilfunkfrequenzen nach dem UMTS-Standard und LTE
- Radaranlagen, z. B. zur Flugüberwachung
- WLAN und Bluetooth
- Mikrowellenherde
- Weitere kommerziell genutzte Frequenzbänder

Weitere folgende Vorteile dieses Messinstrumentes:

1. Das Instrument ist auch für den Laien sehr leicht zu bedienen.
2. Der gemessene IST-Wert wird in Mikrowatt/m² (µW/m²) angezeigt und kann somit direkt mit dem Richtwert verglichen werden.
3. Durch ein zusätzlich einschaltbares Tonsignal (Geigerzählereffekt) kann die tückische Strahlung nun auch hörbar gemacht werden.
4. Es ist speziell für die gepulste Strahlung (Mobilfunk, Handy, DECT-Schnurlostelefon, WLAN-Funksystem, Bluetooth) optimiert.
5. Mit der Antenne kann die Richtung, aus der die Strahlung kommt, genau bestimmt werden, was für die Abschirmung ganz wichtig ist.
6. Ein weiterer Vorteil gegenüber anderen Instrumenten ist die echte Spitzenwertmessung, die überhaupt erst die Basis für den Vergleich mit den Richtwerten ist. (Der Spitzenwert der Strahlung eines DECT-Telefons ist etwa hundertmal höher als der Mittelwert.)

7. Durch Einschrauben eines zusätzlichen Dämpfungsgliedes kann der vorhandene Messbereich von 2.000 µW/m² bis auf 200.000 µW/m² erhöht werden, was bei den heutigen Belastungen sehr wichtig ist.
8. Beim Ingenieurbüro Oetzel in Kassel kostet es nur etwa 180 €. Auf seiner Homepage finden Sie dort auch die vollständige Bedienungsanleitung (unter www.umweltanalytik.com/daten/hf32d.pdf).

Sie sind mit diesem Messgerät nun in der Lage, für jede Stelle, z. B. am Kopfkissen, den maximalen Ist-Wert der Strahlungsdichte zu ermitteln und mit den **Richtwerten** zu vergleichen. Die Basis zur Einschätzung des Elektrosmogs, der Sie wirklich vertrauen können – im Gegensatz zu den **gesetzlichen Grenzwerten**, siehe Kapitel 7 –, ist die ***„Ergänzung zum Standard der baubiologischen Messtechnik SBM-2008 - BAUBIOLOGISCHE RICHTWERTE für Schlafbereiche“***, wobei prinzipiell gilt:

**Jede Risikoreduzierung ist anzustreben,
Richtwerte sind Orientierungshilfe. Maßstab ist die Natur.**

BAUBIOLOGISCHE RICHTWERTE	Maß-einheit	unauf-fällig	schwach auffällig	stark auffällig	extrem auffällig
Strahlungsdichte:	µW/m²	< 0,1	0,1 - 10	10 - 1000	> 1000

*„**Unauffällige** Werte bieten ein Höchstmaß an Vorsorge. Sie entsprechen natürlichen Umweltmaßstäben oder dem häufig anzutreffenden und nahezu unausweichlichen Mindestmaß zivilisatorischer Einflüsse.*
***Schwach auffällig** heißt: Vorsichtshalber und mit besonderer Rücksicht auf empfindliche oder kranke Menschen sollten Verbesserungen umgesetzt werden, wann immer es geht.*
***Stark auffällig** ist aus baubiologischer Sicht nicht mehr zu akzeptieren. Es besteht Handlungsbedarf. Sanierungen sollten bald durchgeführt werden. Neben zahlreichen Fallbeispielen weisen wissenschaftliche Studien auf biologische Effekte und gesundheitliche Probleme hin.*
***Extrem auffällige** Werte bedürfen konsequenter und kurzfristiger Sanierung. Hier werden teilweise internationale Richtwerte und Empfehlungen für Innenräume und Arbeitsplätze erreicht oder überschritten.*
Baubiologische Richtwerte sind Vorsorgewerte. Sie beziehen sich auf Schlafbereiche, die besonders empfindliche Regenerationszeit des Menschen und das damit verbundene Langzeitrisiko. …“ [21]

Schaffen Sie sich nun Klarheit! Lassen Sie nicht zu, dass Sie und Ihre Kinder verstrahlt werden! Agieren Sie auch auf diesem Gebiet als mündiger Bürger und suchen Sie die Wahrheit! Es gibt kein Verbot, ein Messgerät auszupacken und sich selbst ein objektives Bild von der Strahlenbelastung zu machen und so lebenswichtige Fragen zu klären wie:

- Werden Sie aus hochfrequenten Sendequellen außerhalb Ihrer Wohnung bzw. Ihres Hauses bestrahlt? Das können z. B. sichtbare oder versteckte Mobilfunkanlagen und/oder WLAN und/oder die DECT-Schnurlostelefone oder die Mobiltelefone Ihrer Nachbarn unter, über oder neben Ihnen sein.
- Sind in Ihren vier Wänden die Ist-Werte gegenüber den Richtwerten unauffällig oder schwach oder stark oder extrem auffällig?
- Wie hoch ist ganz konkret die Strahlenbelastung speziell an Ihrem Bett, Ihrem Lieblingssessel oder auch an Ihrem Arbeitsplatz?
- Wie hoch ist die Abstrahlung Ihres möglicherweise eigenen DECT-Schnurlostelefons? Sendet die Basisstation auch dann, wenn Sie nicht telefonieren? Wie stark strahlt das zugehörige Handy direkt in Ihr Gehirn?
- Wie sehr strahlen das Mobilfunk-Handy und die *FRITZ-Box*?
- Wie stark und wann strahlt möglicherweise Ihr eigenes Notebook – aufgrund der integrierten WLAN-Antenne bzw. der WLAN-Funkkarte?
- Wie erschreckend undicht ist Ihr oder Nachbars Mikrowellenherd?
- Wie hoch ist die Strahlenbelastung im Kindergarten?
- Wie ist es mit der Strahlung im Klassenzimmer Ihres Kindes?
- Welchen Strahlungsstärken ist man an der Uni ausgesetzt?
- Wo sind die kleinen Mikro- und Picozellen in Ihrer Fußgängerzone versteckt, an denen Sie bisher täglich ahnungslos nahe vorbeispaziert sind?
- Welche Strahlenbelastung haben Sie im Urlaubsquartier?

> Mit o. g. Messgerät können Sie die Strahlungen eines meist weithin sichtbaren Rundfunk- und Fernsehsenders nicht erfassen. Diese liegen unterhalb des angegebenen Frequenzbereichs von 800 MHz. Wenden Sie sich bitte zur Überprüfung dieser Strahlungen an einen Baubiologen.

Die tatsächliche Höhe der Strahlenbelastung auch außerhalb unserer vier Wände, überall dort, wo wir hingehen und uns aufhalten, sollte keinesfalls eine „Vertrauliche Verschlusssache“ sein! Sie sollte wie die Höhe der Lufttemperatur klar und offen für jeden Bürger zugänglich und bekannt sein, damit er in der Lage ist, richtige Entscheidungen für seinen persönlichen Schutz treffen zu können! Äußerst Brisantes folgt dazu auch auf Seite 32.

6. Schützen Sie sich und Ihre Kinder!

Liebe Leserin und lieber Leser! Sie sind es, die für Ihre Gesundheit und für die Ihrer Kinder Verantwortung tragen. Das Anliegen des Autors ist es, Sie zum Selbstschutz zu ermutigen, damit Sie und Ihre Kinder leben und gesund bleiben. Bitte denken Sie daran, es sind nicht die Verantwortlichen im Bundesamt für Strahlenschutz (BfS) oder anderswo, denen es weh tut, wenn Sie oder Ihre Kinder krank sind – Sie selber tragen ja all das Leid! Deshalb möchte der Autor Sie anspornen, Autorität über genau diejenigen negativen Einflussfaktoren zu übernehmen, die Sie selber reduzieren können!

> „Der 'Öko-Test' trifft es, wenn er zum Thema "Grenzwerte – Trügerische Sicherheit" aussagt: **"Wer seine Gesundheit nicht gefährden will, setzt besser nicht auf Vater Staat."**" [20]

Wie wertvoll das entsprechende Messinstrument hätte sein können, mit dem man immer wieder die Strahlenbelastung in den eigenen vier Wänden überprüfen kann, zeigen z. B. diese zwei dramatischen Berichte (hier und S. 71):

Der ‚Fall Haibach': Aufmerksamkeitsdefizitsyndrom (ADS) – Wachstumsstillstand – Sehverschlechterung [9, S. 11f]

„Bei einem 10-jährigen Jungen aus Haibach traten im Juni 1999 schlagartig extreme Konzentrationsstörungen auf, verbunden mit Sehstörungen und Leseschwierigkeiten. Er litt unter Kopfschmerzen, Müdigkeit, Schlafstörungen, gedrückter Stimmung, Ohrgeräuschen, Gereiztheit, Kreislaufproblemen und Allergien. Die bis dahin gut durchschnittlichen schulischen Leistungen verschlechterten sich drastisch.

Besonders beunruhigend war jedoch ein Wachstumsstillstand, der für die Zeit von November 1999 (146 cm) bis Dezember 2000 (146 cm) vom Kinderarzt festgestellt wurde. Auch die Weitsichtigkeit verschlechterte sich erheblich. Zwischen Juli 1999 und Januar 2000 wurden 3 Augenärzte, 2 Ärzte für Naturheilverfahren, 3 Heilpraktiker, 2 Osteopathen und 2 Kinderpsychiater konsultiert. Keiner fand Anhaltspunkte, die die plötzlichen Veränderungen aus einer organischen Ursache oder sozialen Veränderungen erklären konnten.

Erst im November 1999 erfuhr die Familie von der Gemeinde, dass es sich bei dem Aufbau auf einem Haus in ca. 80 m Entfernung um einen Mobilfunksender handelte. Die Eltern machten sich kundig und fanden die Symptome ihres Sohnes in medizinischer Literatur als typische Folge von Hochfrequenzexposition beschrieben; nicht ganz so gravierende Beschwerden weiterer Familienmitglieder ebenso.

Um die Frage eines ursächlichen Zusammenhangs mit dem Sender zu überprüfen, schlief der Junge ab März 2000 bei seiner Großmutter in einem funkarmen Ortsteil von Haibach im Keller. Müdigkeit und Kopfschmerzen verschwanden sofort; die schweren Konzentrationsstörungen nach ca. 6 Wochen. Auch Mutter und Bruder brachte der Ortswechsel einen deutlichen Rückgang ihrer Beschwerden.
Im Sommer 2000 wurde das Haus an zwei Seiten abgeschirmt; die Familie konnte es wieder bewohnen. Die Sehstörungen des Sohnes besserten sich deutlich. Geblieben war eine gewisse Schwäche des Immunsystems mit erhöhter Infektanfälligkeit, außerdem eine starke Empfindlichkeit gegenüber jeglicher gepulster Hochfrequenzexposition. Im Garten bekam der Junge nach kurzer Zeit Kopfschmerzen.

Eine weit umfangreichere Dokumentation des Falles machen wir [das ist das Ärzte-Autorenkollektiv] unter www.broschuerenreihe.net zugänglich. Sie umfasst die Ergebnisse augenärztlicher Untersuchungen, kinderärztliche Atteste, Aufzeichnungen zum Wachstumsverlauf und Auszüge aus Messprotokollen. Sie zeigt weiter, in welchem Umfang in der Nachbarschaft ähnliche gesundheitliche Beschwerden beobachtet wurden. Zehn von elf Kindern, deren Familien im Juni 2006 besucht wurden, litten seit sieben Jahren, teilweise extrem, unter folgenden Symptomen: Schlafstörungen, nächtliches Schwitzen, Kopfschmerzen, Schwindel, Übelkeit, Konzentrationsstörungen, extremer Leistungsabfall in der Schule, Reizbarkeit, Aggressivität, depressive Stimmung, häufige Infekte, Allergien, Sehstörungen. Von sieben Haushalten sind durchgeführte Abschirmmaßnahmen bekannt. In den Straßen am Sender häuften sich seit 2001 schwere Erkrankungen: Multiple Sklerose, M. Alzheimer, Lähmungen, Krebserkrankungen (3 mal Pankreas-Ca, 2 mal Gehirn-Tu, 1 mal Lungen-Ca bei Nichtraucherin, 1 mal Mamma-Ca, 1 mal Schildrüsen-Ca, 1 mal Hauttumor, 4 mal unbekannte Krebsart) und Todesfälle. Bei einem im Jahr 2000 geborenen Kind hatte sich 2007 ein seltener Tumor (Neuroblastom mit ungewöhnlicher Entwicklung) im Bauchraum manifestiert. ...“
Bedauerlich und erschreckend ist in diesem Fall auch, dass es von Juni bis November, also ganze 5 Monate, dauerte, bis die heimtückische Bestrahlung als die Ursache entlarvt wurde. Deshalb der Rat: Wenn Sie selber das Messgerät nicht einsetzen, wenden Sie sich bitte vertrauensvoll an einen Baubiologen, einen Elektrosmog-Messtechniker oder an Vertreter der Organisationen, die im 12. Kapitel angegeben sind – damit Sie immer wissen, wie hoch oder wie niedrig die Strahlenbelastung bei Ihnen ist.

6.1 Schutz vor Mobilfunk-Sendeanlagen

Bei all diesen negativen Informationen gibt es doch eine gute Nachricht: Sie können sich in Ihrer Wohnung oder in Ihrem Haus erfolgreich mit relativ geringem Aufwand vor dieser Zwangsbestrahlung von außen schützen.
Im Physikunterricht haben Sie vielleicht auch etwas vom „Faradayschen Käfig" gehört, einer allseitig geschlossene Hülle aus einem elektrischen Leiter (z. B. Drahtgeflecht, Blech, Alufolie, Metallgaze), der eine wunderbare Abschirmwirkung auch gegen diese so schädlichen hochfrequenten elektromagnetischen Wellen hat. Auf dieser Gesetzmäßigkeit basierend gibt es eine Vielzahl von Materialien, die Sie im und am Haus – und sogar am Körper – einsetzen können, um sich z. B. vor der gepulsten Bestrahlung durch Mobilfunk-Sendestationen, aber auch vor den Strahlen der DECT-Schnurlostelefone, der Mobilfunktelefone und der der drahtlosen Funknetzwerke (z. B. WLAN) aller ihrer Nachbarn wirkungsvoll – bis zu 99 % – zu schützen.

Es gibt beim Mobilfunk einen Puls mit voller Leistung und eine Pause zwischen den Pulsen, ganz an, ganz aus. Es werden rhythmische Datenpakete durch den Äther gejagt. Ähnlich der Maschinengewehrsalve. [20]

Auch das Bundesamt für Strahlenschutz (BfS) ***„empfiehlt erneut als Vorsorgemaßnahme, die individuelle Strahlenbelastung so gering wie möglich zu halten.***" (s. S. 65) – Dazu muss die Strahlenbelastung aber zuerst einmal mit dem Messgerät entlarvt, ermittelt und ihre Herkunft geortet werden. Erst dann können Sie sich zielgerichtet abschirmen. Es gibt zum Beispiel:

• Sonnenschutzglas	• Folien, z. B. Alufolie
• Spezial-Rollos	• Kupferblech als Dach
• Vorhänge und Stores	• Gitter
• Stoffe	• Jalousien
• Gewebe	• Fensterfolien
• Baldachine (über d. Bett)	• Anstrichstoffe
• Fasern	• Abschirmgibsplatten
• Alubeschichtete Matten	• Fliegendraht aus Metall
• Tapeten	• Spezielle Bausteine
• Netze	*Lieferanten siehe Seite 77*

<u>Bei allen Maßnahmen zur Strahlenreduktion bitte folgendes beachten:</u>

1. **Ziehen Sie unbedingt einen erfahrenen Spezialisten zu Rate!**
2. **Überprüfen Sie nach jeder Abschirmung das Ergebnis!**
3. **Verursachen Sie selber keine Strahlungen z. B. durch Mobilfunk- und Schnurlostelefone und WLAN, weil diese bei entsprechender Abschirmung in Ihrem Wohn- bzw. Arbeitsraum reflektiert und somit die Strahlenbelastungen erhöht würden!**
4. **Ihr Schlafplatz sollte am wenigsten mit Elektrosmog belastet sein. Manchmal hilft schon ein Umstellen des Bettes oder ein Austausch von Wohn- und Schlafzimmer.**
5. **Halten Sie größtmöglichen Abstand zu den Strahlungsquellen!**
6. **Auch für den Außenbereich gibt es wirksamen Schutz: Hemden und Blusen, Boxershorts und Kappen mit ausklappbaren Ohrschützern, so dass Sie auch dann geschützt sind, wenn Sie Ihre abgeschirmte Wohnung oder Arbeitsstelle verlassen. Diese Bekleidungsstücke, die gut waschbar sind und einen hohen Tragekomfort haben, sind mit feinen Metallfäden durchzogen, die Sie weder sehen noch spüren.**
7. **Personen mit Herzschrittmachern (jährlich werden 100.000 implantiert) müssen sich ganz besonders gut informieren, wo gefährliche Strahlungen ihr Leben aufs Spiel setzen.**

<u>Strahlung bleibt außen vor: Von 4556 µW/m² auf 1,1 µW/m² ist möglich</u>

Vorbildlich und beispielhaft schuf die Industrie- und Handelskammer Ulm einen „Schonraum“ für ihre 70 Mitarbeiter. Die Telekom-Antennen an der Olgastraße und die zahlreichen Mobilfunkstationen in der City sorgten für erhöhte Werte. Die Kollegen klagten über Beschwerden. So ließ die IHK ihr Gebäude gegen die Mobilfunkstrahlung abschirmen: Es wurde unter der Fassade eine Karbonschicht angebracht, die natürlich geerdet wurde. Auch die Wärmeschutzverglasung (weil metallbeschichtet) hält den Elektrosmog ab. Dadurch beträgt die Mobilfunkstrahlung im Gebäude nur 1,1 Mikrowatt/m², während es direkt außerhalb des Gebäudes 4556 Mikrowatt/m² sind! Das Haus stellt nun eine Art Faradayschen Käfig dar.

Es gilt ein strenges Handyverbot, auch deshalb, weil wegen der Abschirmung die vom Handy erzeugten Strahlungen nicht nach außen könnten, sondern von ihr reflektiert würden und sich deshalb die gesundheitsschädlichen Strahlungen vervielfachen würden.

(Aus dem Bericht der Südwestpresse vom 03.06.2009 [25])

Vielleicht meinen Sie, der Sendeturm, der so weit von Ihrem Zuhause entfernt ist, der würde Ihnen schon nicht schaden. Dazu muss aber leider erwidert werden, dass Mobilfunksender – und auch andere Sender – bewusst versteckt oder getarnt sind, indem sie farblich und in Form den Fassaden und Kaminen, an denen sie montiert sind, angepasst werden. Wie viele Mobilfunksender sind sogar schon in Kirchtürmen versteckt!!!

Der Baubiologe Wolfgang Maes schreibt über die sogenannten Mikrozellen und Picozellen, die immer mehr in Ballungsgebieten und Innenstädten als Sender eingesetzt werden, das Folgende:
„Die Mikro- und Pikoantennen arbeiten mit niedrigeren Leistungen ... dafür kommen sie immer näher in die Städte, speziell dort, wo viel handytelefoniert wird: in engen Innenstadtstraßen, Einkaufszentren, auf Markt- und sonstigen öffentlichen Plätzen, in Flughäfen, Bahnhöfen, Messehallen, Sportstadien, Kinocenter... Die Mikro- und Piko-Sektorantennen sind oft kaum größer als ein Schuhkarton oder eine Zigarrenkiste, sehen aus wie kleine kompakte Lautsprecherboxen, ihre Rundumkollegen sind nur fingerdicke Metallstäbe, Stangen wie Kochlöffel. Die finden Sie mal an Hauswänden, Dachrinnen, Simsen, in Erkernischen, hinter Fassadenelementen, Werbetafeln, abgehängten Decken... Klein aber gemein: Mein Baubiologiekollege ... fand Mikrozellen im Düsseldorfer Flughafen, dort wo sich viele Menschen aufhalten. In 2 m Abstand von einem solchen Kleinstrahler waren es knapp 200.000 $\mu W/m^2$, in 60 cm über 2.000.000 $\mu W/m^2$, man kann noch näher ran. Wir fanden an Mikrozellen ähnliche und sogar noch höhere Werte. Die Mikrozellen rücken ganz nah in unsere Lebensräume, noch viel mehr Strahlung.

Nicht mal mehr zu ahnen: die vielen feldintensiven Mikrozellen in Litfaßsäulen. ... Frankfurt schließt im Juli 2002 den Vertrag für die Installation in 39 Plakatsäulen der Innenstadt ab. In Hanau und hundert anderen Städten strahlen sie von Bushaltestellen. ...“ [15, S. 379]
Aus all diesen erschreckenden Fakten erkennen Sie, liebe Leserin und lieber Leser, wie wichtig es ist, sich Klarheit über die Strahlenbelastung zu schaffen und sich zu schützen, zumindest zu Hause, in der Schule, auf der Uni und am Arbeitsplatz sowie im gesamten Wohnumfeld und im Urlaub!

Auf der Internetseite http://emf2.bundesnetzagentur.de/karte.html der Bundesnetzagentur können Sie sich zwar informieren, wo Sendeanlagen stehen – nicht aber die o. g. hautnahen Mikroantennen – und wo Messungen erfolgen. Aber wie es speziell bei Ihnen zu Hause aussieht, z. B. im 4. Stock, wo die Strahlungsdichte meist weit höher ist als im Erdgeschoss, erfahren Sie nicht!

Im Folgenden kommen bewusst sehr zahlreiche Wissenschaftler und Ärzte, Beamte und Organisationen zu Wort – damit Sie erkennen, die Warnungen sind massiv und haben Substanz; es geht tatsächlich um Tod und Leben:

Zitate speziell zum Thema Mobilfunk-Sender

(Zitate in Kurzfassung, ausführlich als Original auch in [16])

- **"Die aufgeregte Diskussion in der Bevölkerung über die Kernenergie dürfte in Relation zu dem, was uns die Mobilfunknetze noch bescheren werden, nur ein laues Lüftchen gewesen sein."** Bundespostminister Wolfgang Boetsch vor Journalisten in Bonn (1994)
- **"Die flächendeckende Mobilfunkeinführung ohne eine umfassende Abschätzung der Risiken für den Menschen ist unverantwortlich."** Landtag NRW Düsseldorf (12. März 1994)
- **"Gepulste Mikrowellen greifen tief in biologische Prozesse ein."** Prof. Dr. Ross Adey, Loma-Linda-Universität, Kalifornien (1970)
- **"Gepulste Mikrowellen verändern die menschlichen Gehirnströme."** Dr. Lebrecht von Klitzing, Medizin-Physiker, Medizinische Universität Lübeck (1994)

"Neben den abgesicherten thermischen Wirkungen, welche die Grundlage der Grenzwerte sind, gibt es eine große Zahl von Hinweisen auf Langzeitwirkungen, z. B. Kinderleukämie, Hirntumore und Brustkrebs, weit unterhalb der Grenzwerte." Das NRW-Umweltministerium auf Anfrage eines Düsseldorfer Bürgers (1998)

- **"Die Grenzwerte müssen um das 10.000fache gesenkt werden."** BUND, Bund für Umwelt und Naturschutz (August 2001)
- **"Viele Menschen fragen sich ernsthaft, warum ein hoher Mobilfunkmast mitten in einem Wohngebiet mal eben so errichtet werden darf, wo man sogar bei einer Gartenhütte mehr Auflagen hat."** Dr. Gerd Oberfeld, Umweltmediziner der Landessanitätsdirektion Salzburg (2000)
- **"Die verfassungsrechtliche Verantwortung unseres Staates für die Grundrechte der Bürger verbietet, wenn Gesundheitsrisiken nicht ausgeschlossen werden können, das Kind zunächst in den Brunnen fallen zu lassen und erst dann zu versuchen, etwaig auftretenden Schäden entgegenzuwirken. Eine neuartige Technologie darf nicht gleich einem Großversuch an der Gesamtbevölkerung eines Landes auf ihre Unschädlichkeit überprüft werden."** Verwaltungsgericht Gelsenkirchen sperrte einen D1-Turm in Essen (Februar 1993)

- **"Keine Firma der Welt entwickelt ein Arzneimittel, das bei Versuchstieren Krebs auslöst, und sagt dann, wie das Bundesamt für Strahlenschutz, die Handyfirmen und die Mobilfunkindustrie, das werde beim Menschen schon nicht auftreten."** Prof. Dr. Wolfgang Löscher, Tierärztliche Hochschule Hannover (Mai 1997)

"Derzeit haben wir viele Millionen Versuchskaninchen in Deutschland. Die Quittung werden wir vielleicht erst in ein paar Jahren bekommen." Prof. Dr. Werner Mäntele, Biophysiker der Frankfurter Goethe-Universität und Leiter des EU-Forschungsprojektes zur Wirkung von Mobilfunkwellen (20. Februar 2002)

- **"Mobilfunkwellen führen zur Verklumpung und Zerstörung des Erbmaterials in roten Blutkörperchen und zum vorzeitigen Zelltod. Erst Stunden nach Abschalten der Feldquelle verschwanden die Phänomene wieder."** Prof. Dr. I. Belyaev, Institut für genetische Toxikologie, Universität Stockholm (2002)
- **"Offenbar bedarf es erst einer mittleren gesundheitlichen Katastrophe, ehe der Staat endlich seine Vorsorgepflicht wahrnimmt und die Risiken auf gesetzlichem Wege minimiert. Bislang haben die Gewinninteressen der Industrie Vorrang."** Dr. Lebrecht von Klitzing, Medizin-Physiker der Universität Lübeck (März 2002)
- **"Viele gesundheitliche Beschwerden wie Übelkeit, Appetitlosigkeit, Sehstörungen, Bewegungsschwierigkeiten ... sind mit signifikanter Auffälligkeit in einer Zone nahe an Mobilfunkstationen feststellbar. Ein deutlicher Anstieg von Reizbarkeit, Depressionsneigung, Gedächtnisverlust, Schwindel ... wurde in einer Zone bis zu 100 Meter beobachtet. Bis 200 Meter fanden sich deutlich häufiger Kopfschmerzen, Schlafstörungen, Unbehaglichkeit, Hautprobleme ... Bis 300 Meter war chronische Müdigkeit besonders auffällig. Wir empfehlen, Mobilfunk-Basisstationen nicht näher als 300 Meter von Wohngebieten entfernt zu installieren."** Dr. Roger Santini, Elektrosmog-Experte und Leiter des Labors für Biochemie und Pharmakologie im französischen 'Nationalen Institut für angewandte Wissenschaft' in der Zeitung 'La Presse Mediale' nach der Auswertung seiner Untersuchungen mit 530 Anwohnern in der Nähe von Mobilfunkanlagen (10. 11. 2001)

Der Theologe Werner Thiede fordert auch seitens der Kirchen ethischen Einspruch gegen das Zuviel an Mobilfunk. Deutsches Pfarrerblatt 7/2011

"Die Meldungen häufen sich offensichtlich, dass Mobilfunk schädigend für die Gesundheit sein könnte. Man muss inzwischen schon willentlich die Augen zumachen, um das nicht sehen zu wollen." Prof. Dr. Dr. Jörg Disse, Theologe an der Theologischen Fakultät Fulda und besorgter Vater von zwei Kindern, in einem Brief an den Deutschen Bundestag (18. Juni 2002)

Dazu als Beispiel die neueste Meldung von Wissenschaftlern aus der Ukraine und der Tschechischen Republik in der Zeitschrift *Experimental Oncology 33 vom Juni 2011, Seiten 62-70*:

Langzeiteinwirkung von Mikrowellen-Bestrahlung durch Radar und Mobilfunk löst Krebswachstum aus

Zusammenfassung: „In diesem Beitrag sprechen wir über alarmierende Daten von epidemiologischen und experimentellen Studien über mögliche krebserregende Wirkungen einer langfristigen Exposition gegenüber Mikrowellen bei bereits geringer Intensität. Erst kürzlich ergab eine Reihe von Berichten, dass die Bestrahlung mit bereits geringer Mikrowellen* (MW)-Intensität unter bestimmten Voraussetzungen ein beträchtliches Tumorwachstum beim Menschen und in Tierversuchen verursachen kann. Eine krebserregende Wirkung durch MW-Bestrahlung zeigt sich in der Regel zwar erst nach langfristigen Expositionen (bis 10 Jahre und mehr). Dennoch gab es Berichten zufolge bereits schon ein Jahr nach Inbetriebnahme einer leistungsfähigen Mobilfunk - Basisstation einen dramatischen Anstieg von Krebserkrankungen bei der in der Nähe lebenden Bevölkerung. …“ **Engl. Originaltext:** http://exp-oncology.com.ua/download/902.pdf **Dt. Übersetzung:** www.diagnose-funk.org/assets/df_bp_yakymenko_2011-08-19.pdf

- **"Mehr als 40 internationale Forschungen geben bereits Hinweise auf biologische Probleme durch Mobilfunkstrahlen von Sendeanlagen, z. B. Erbgutveränderung beim Menschen, Hirnschäden oder Krebs bei Tieren. Tiermediziner untersuchten Bauernhöfe in Bayern und Hessen, und zwar Höfe mit Mobilfunkbelastung und ohne. Auf den Höfen mit Sendeanlagen in der Nähe gab es mehr Missbildungen, und die Tiere verhielten sich völlig anders. Die Studie … bestätigt vorangegangene, bei denen im Mobilfunkeinfluss ebenso Missbildungen, Verhaltensstörungen, die Verringerung der Milchleistung und Fehlgeburten festgestellt wurden..."** ARD-Fernsehmagazin 'Report' zur bayerischen Rinderstudie (21. August 2000)

- **"Mobilfunkkrebs erfasst Deutschland: Massenhafte Häufungen von Leukämie und Gehirntumoren in der Nähe von Mobilfunkantennen."** Aus mehreren Berichten in 'Natur+Umwelt' (25. Januar 2002) und 'Elektrosmog News' (Stand Mai 2002)
- **"Es gibt eine Fülle von Hinweisen auf Gesundheitsbeeinträchtigungen unterhalb der Grenzwerte." Dabei ginge es speziell um Zellabläufe, die Blut-Hirn-Schranke, das Immunsystem, Blutparameter, kognitive Funktionen und EEG-Auffälligkeiten.** Strahlenschutzkommission - Beratergremium der Regierung - in einer Beurteilung der Mobilfunktechnik zehn Jahre nach seiner Einführung (September 2001)
- **"Wir ertrinken in einem Meer an Strahlen."** Prof. Dr. Leif Salford, Neurologe der Medizinischen Universität Lund (September 2003)
- **"Wir befinden uns in einem Großversuch mit uns allen."** Werner Görtz, Leiter des Umweltamtes Düsseldorf, zum Thema Mobilfunksender in der 'Westdeutschen Zeitung' (11. September 2003)

"Dass ein Land, in dem es für jeden Gartenzaun eine Verwaltungsvorschrift gibt, bei strahlenden Masten jeden Wildwuchs zulässt, ist der nackte Hohn." Ilona Berger, Chefredaktion von 'Natur&Kosmos' (Mai 2003)

- **"UMTS-Sender verursachen Tinnitus, Kopfschmerzen, Schwindel und Übelkeit."** Forschungsergebnis des Institutes TNO im Auftrag von drei niederländischen Ministerien in den Medien, Zeitungen, TV, dpa, Reuters... (Anfang Oktober 2003)
- **"Handymasten verursachen Schlafstörungen."** Prof. Dr. Norbert Leitgeb, TU Graz, Auftrag des Wirtschaftsministeriums (Januar 2005)
- **"Signifikanter Zusammenhang zwischen ansteigender Krebsrate und Menschen, die in der Nähe von Mobilfunk-Basisstationen leben."** Forschergruppe unter Prof. Wolf, Medical Center der Universität Tel-Aviv (2004)
- **"Die Zahl der Neuerkrankungen an Krebs ist im 400-Meter-Umkreis eines Senders erhöht, die Erkrankten sind zudem jünger als in der weiteren Umgebung."** Studienergebnis von acht Ärzten aus dem oberfränkischen Naila (September 2004)
- **"Mobilfunksender in 80 Meter Entfernung verändert Gehirnströme."** Umweltmediziner Dr. Gerd Oberfeld vom Land Salzburg leitete die wissenschaftliche Studie, an der mehrere Neurologen und EEG-Experten beteiligt waren (April 2005)

- **"Der Ausbau weiterer Funknetze und -technologien gibt Anlass zu größter Sorge."** Bund für Umwelt und Naturschutz Deutschland BUND (Position 2008)
- "Die EU publiziert mit besorgtem Blick auf die Anwohner in der Umgebung von Mobilfunkstationen: **"Im Endeffekt sind sie unfreiwillige Objekte eines Massenexperimentes."** [20]
- "Das Strahlenschutzamt bestätigt während des UMTS-Aufbaus: **"Die Risiken können noch nicht eingeschätzt werden, da UMTS ja noch nicht gestartet ist."** [20]
- **"Würden Medikamente dieselben Prüfergebnisse wie Handystrahlen liefern, müsste man sie sofort vom Markt nehmen."** Österreichische Ärztekammer, Umweltreferent Dr. med. Randall Huber (2007)

Aus der Resolution 1815 des Europarates vom 27. 05. 11

„6. Die Versammlung bedauert, dass trotz aller Forderungen zur Einhaltung des Vorsorgeprinzips und aller Empfehlungen, Erklärungen und einer Reihe von gesetzlichen und rechtlichen Fortschritten, es immer noch große Untätigkeit im Zusammenhang mit bekannten oder neuartigen Umwelt- und Gesundheitsrisiken gibt, und es faktisch sogar systematische Verzögerungen bei der Annahme und Umsetzung effektiver Präventionsmaßnahmen gibt. Ein vehementes Warten auf ein Mehr und Mehr an wissenschaftlichen und klinischen Beweisen könnte anstelle getroffener Maßnahmen zur Vermeidung bekannter Risiken umgekehrt zu sehr hohen gesundheitlichen und wirtschaftlichen Kosten führen, wie es der Fall mit Asbest, bleihaltigem Benzin und Tabak gewesen ist.“ (Siehe auch S. 75)

1. Jede Zelle des menschlichen Körpers ist mit dem Gehirn verbunden.

2. Der Nachrichtenaustausch erfolgt dabei mit Strom (4 Picoampere).

3. Elektromagnetische Wellen stören und sabotieren diesen Austausch.

6.2 Schutz vor dem DECT-Schnurlostelefon

Von all dem, was Sie bisher erfahren haben – von der heimlichen Bestrahlung der Botschaftsangehörigen in Moskau bis hin zu den Zwangsbestrahlungen in Deutschland – sind Sie möglicherweise doch etwa entsetzt und betroffen. Doch wenn sich Leute ein DECT-Schnurlostelefon in ihre vier Wände stellen, so kann das noch viel schlimmer sein!

Aber vielleicht wussten Sie das nicht: Wenn Sie sich für ein Schnurlostelefon entscheiden, dann entscheiden Sie sich für einen kraftvoll strahlenden Funkturm inmitten Ihrer Wohnung oder inmitten Ihres Hauses! Und zusätzlich entscheiden Sie sich für ein in Ihr Gehirn kraftvoll strahlendes Handy!

„Ja, das ist aber so bequem! In der einen Hand kann man das Handy halten und in der anderen das unruhige Baby und dabei herumlaufen.“, mögen Sie antworten. Welche Gesundheitsschäden Sie dadurch auch in Ihrem Baby anrichten können, erkennen Sie aus dem folgenden Fallbeispiel:

„Seit dem Umzug nach Kempten im Februar 1999 litt Laura (geb. 1998) unter Schlafstörungen. Von der ersten Nacht in der neuen Wohnung an wachte sie mehrmals weinend oder schreiend auf, hatte Alpträume. Tagsüber war sie blass, gereizt und unruhig, hatte dunkle Ringe unter den Augen. Gehäufte Infekte stellten sich ein, die sich in der Karteikarte der Hausärztin wie folgt niederschlagen: „Bronchitis, Windelsoor, V.a. [Verdacht auf] Nahrungsmittelallergie, Epistaxis, grippale Infekte, Laryngitis, Otitis, Sinusitis, Bronchitis, Tonsillitis, Immunmangelsyndrom, Varizellen, Fistel, Abszess, Allergie auf Hausstaubmilben, Wachstumsbeschwerden, Cephalgie [Kopfschmerz], Ausschluss Meningitis, Pollinosis, V.a. Sehstörung, V.a. Stomatitis, Gelenkschmerzen, Scharlach."

Auffällig war, dass nichts grundlegend half; aber auch, dass Laura anlässlich von Besuchen bei der Großmutter gut schlief. Eine neue Spur brachte ein Vortrag über die Risiken von DECT-Telefonen, der die Eltern 2003 über die Risiken eines DECT-Telefons informierte, wie es der Vater in seiner ärztlichen Praxis unterhalb des Kinderzimmers installiert hatte. Zunächst wurde dieses Telefon jeweils nur nachts abgeschaltet, danach gänzlich entfernt. Das Ergebnis: Von der ersten Nacht an schlief Laura wieder durch, frei von Alpträumen. Auch die Infektanfälligkeit verringerte sich rasch.

Die unabsichtliche Provokation alter Symptome bestärkte die Annahme bestehender Zusammenhänge: Als die Eltern vergessen hatten, das DECT-Telefon abzuschalten oder Nachbarn das ihre wieder in Betrieb nahmen, kam es erneut vor allem zu Schlafstörungen, Alpträumen, Unruhe und Konzentrationsproblemen. Gerade auch solche unabsichtlich herbeigeführten

Änderungen der räumlichen Bedingungen mussten auch in diesem Fall den Eindruck erhärten, dass die Belastung durch gepulste Hochfrequenzstrahlung mit größter Wahrscheinlichkeit die Ursache der beobachteten Symptome war. Einbildung oder Ängste scheiden aus, da Jahre hindurch nicht einmal die Eltern etwas von Risiken eines DECT-Telefons wussten, der Vater ein solches im Gegenteil als nützliche Ausrüstung seiner Praxis betrachtete". [9, S. 15]

Ist es nicht traurig, ja befremdend, dass nicht einmal der Vater des Kindes – ein Arzt –, der doch jahrelang Medizin studiert hatte, gar nichts von der Schädlichkeit der gepulsten Hochfrequenzstrahlung seines scheinbar nützlichen Telefons wusste, über Jahre hilflos zusehen musste, wie seine Tochter von den Strahlungen gequält und krankgemacht wurde? Und auch die Hausärztin hatte keine Ahnung! Sie wusste zwar von *Laryngitis, Otitis, Sinusitis, Bronchitis, Tonsillitis, ...* aber nichts vom DECT-Schnurlostelefon!!!

Eine Frage, die Sie sich selbst stellen sollten: „Ist das DECT-Schnurlostelefon wirklich Not-*wendig* oder ist es Not-*bringend*?" Technisch ist es kein Problem, mehrere schnurgebundene Telefone in mehreren Räumen bei ein- und derselben Telefonnummer gleichzeitig zu betreiben! Man muss nur ein paar Leitungen verlegen. Und sicher werden Sie zustimmen:

Lieber eine lange Leitung als ein langes Leiden!

Der beste Schutz vor einem DECT-Schnurlostelefon besteht also darin, keins zu installieren, sondern das altbewährte Telefon mit Schnur zu benutzen.

Es gibt grundsätzlich drei Arten von DECT-Schnurlostelefonen:

1. Die Basisstation strahlt Tag und Nacht, 24 Stunden täglich, egal ob jemand telefoniert oder nicht. Sie ist bisher am weitesten verbreitet.
2. Die Basisstation strahlt nur dann, wenn das Mobilteil von der Basisstation abgenommen wurde.
3. Die Basisstation strahlt nur dann, wenn telefoniert wird.

Diese 3. Art ist am wenigsten schädlich, doch auch hier verstrahlt die Basisstation beim Telefonieren das ganze Haus und die Nachbarschaft und zusätzlich strahlt das zugehörige Mobilteil intensiv in das hochsensible Gehirn.

Auf der Homepage www.magdahavas.com/ der berühmten kanadischen Ärztin Magda Havas finden Sie unter *Video Presentations* eine Studie *New Study: Radiation from Cordless Phone Base Station Affects the Heart*, die nachweist, wie das Herz von elektrosensiblen Menschen durch DECT-Telefone negativ beeinflusst wird, s. auch www.youtube.com/watch?v=_EI9fZX4iww&feature=player_embedded

Zitate speziell zum Thema DECT-Schnurlostelefone

(Zitate in Kurzfassung, ausführlich als Original auch in [17])

- **"Wer sicher sein will, verzichtet auf DECT. DECT-Telefone stellen oft die stärkste Quelle elektromagnetischer Strahlung im Haushalt dar."** Bundesamt für Strahlenschutz BfS (April 2005)
- **"Die Erfahrung mit den neuen Haustelefonen nach DECT-Standard ist derart negativ und die Zahl der gesundheitsbedingten Reklamationen so groß, dass ein Verbot gefordert werden muss."** Resolution an Umweltminister Jürgen Trittin beim 'Bürgerforum Elektrosmog' des Bundesministeriums für Umwelt, unterschrieben von Wissenschaftlern, Instituten, Umweltmedizinern, Verbraucherorganisationen, Verbänden... (19. Oktober 1999)
- **"Bei DECT-Telefonen sollte bei Dauerbelastung vorsorglich eine Strahlungsstärke von 1 µW/m² [1 Mikrowatt/m²] nicht überschritten werden, das gilt besonders für Kinder."** Dr. Lebrecht von Klitzing, Medizin-Physiker der Universität Lübeck (2002)
- **"Der Mensch reagiert schon auf kleinste elektromagnetische Reize ab einer Stärke von 0,1 µW/m². Hier ist bereits eine veränderte Kalziumabgabe der menschlichen Hirnzellen feststellbar. In der Gentechnik werden Mikrowellen geringer Intensität eingesetzt, um Zellen zu verändern."** Dr.-Ing. Georg Bahmeier, Mikrowellenexperte der Bundeswehruniversität (1992)
- **"Wir Ärzte stellen im Berufsalltag bei Patienten zunehmend Gesundheitsstörungen fest. ... Wir befürchten, dass der zunehmende Elektrosmog mitverantwortlich ist auch für die seit 1990 drastische Zunahme der Krebsrate von 29 %."** Coburger Mobilfunkappell des ärztlichen Kreisverbandes Coburg, Auszug (Mai 2005)
- **"Immer mehr Hinweise aus wissenschaftlichen Studien zeigen, dass gepulste elektromagnetische Felder, eingesetzt bei DECT-Schnurlostelefonen und beim Mobilfunk, das Nerven- und Hormonsystem des Menschen beeinträchtigen und Erbgutschäden bzw. die Krebsentstehung begünstigen. Wir verzeichnen in den letzten Jahren eine deutliche Zunahme von chronischem Tinnitus."** Prof. Dr. H. J. Wilhelm, HNO-Klinik Frankfurt, im Vortrag zum Thema 'Strahlende Aussichten - Umweltmedizinische Bedeutung des Mobilfunks' (12. 10. 2002)

Wenn Sie z. B. als Handwerker das dauernd strahlende Mobilteil immer in der Latztasche mit sich herumtragen, sind Sie maximal gefährdet!

- **"Eine dreiminütige Exposition durch Mobilfunk-Mikrowellen, wie sie beim Handy- und DECT-Telefonieren oder nahe an Mobilfunk-Basisstationen auftreten, reicht, um das Blutbild zu verändern. Die roten Blutkörperchen kleben danach wie magnetisch angezogen zusammen, wie in einem Geldrollenpaket. Wir beobachten in unserem Praxisalltag zunehmend, dass Patienten durch die Handy- und Schnurlosnutzung Symptome zeigen."** Dr. med. Hans-Joachim Petersohn, Umweltmediziner aus Düsseldorf, Resümee seiner Blutuntersuchungen mit der Dunkelfeld-Mikroskopie im 'Focus-TV' (25. Mai 1997)
- **„Die umfangreiche kritische Sichtung der wissenschaftlichen Literatur lässt keinerlei Zweifel mehr, dass die gepulste elektromagnetische Strahlung von Mobilfunk-Basisstationen, Handys und schnurlosen Haustelefonen wesentlich gesundheitsbeeinflussend und gesundheitsschädlich ist."** Prof. Dr.-Ing. Alexander H. Volger, Honorarprofessor der Rheinisch-Westfälischen Technischen Hochschule RWTH Aachen (14. September 2002)
- **"Rattenhirne sind nach Bestrahlung mit Mikrowellen übersät mit dunklen Flecken und deutlich geschädigt. Es tritt Flüssigkeit aus den Blutgefäßen aus, verursacht von den Funkwellen. Proteine durchdringen die Blut-Hirn-Schranke, nachdem sie von der Strahlung geöffnet wurde. Proteine gehören ins Blut, nie ins Gehirn. Auch Medikamente und Gifte, die nicht durch diese Schranke kämen, finden jetzt den ungehinderten direkten Weg ins Gehirn mit uneinschätzbaren Folgen. Die Proteine und Schadstoffe verbleiben hier Tage, lange über die Expositionszeit hinaus."** Prof. Arne Brun, D Bertil Perssion und Prof. Leif Salford, Universität Lund (2000)
- **"In 20 Jahren sind wir ein Volk von Demenz-Kranken."** Dr ...tte Lange, Physikerin und Wissenschaftlerin in der Hirnwellenfors... zum Thema Telefonwellen und Öffnung der Blut-Hirn-Schranke ...001)
- **"Steigerung der Hirntumorrate durch Handys und S...elefone erwiesen."** Prof. Lennart Hardell und Prof. Kjell Har... ...rld Journal of Surgical Oncology' nach Auswertung vo... ...ollstudien (11. Oktober 2006)

Wäre Elektrosm... würden wir nichts meh... ...rahlung!

- **"Langfristig gehen erhebliche Gefahren von Handys und anderen elektromagnetischen Strahlenquellen aus. Das Hirntumorrisiko erhöht sich nach zehn Jahren Handynutzung um 20 bis 200 %. Mobilfunkwellen lösen Reaktionen in menschlichen Zellen aus, solche Störungen können zu Schäden wie Krebs führen."** ARD-Politikmagazin 'Report Mainz' berichtet über die ausdrückliche Warnung der Europäischen Umweltagentur EEA, einer Behörde der EU (29. Oktober 2007)
- **"Meine Sorge ist, dass mit der weit verbreiteten Benutzung von mobilen Telefonen das schlimmste Szenario jenes sein wird, dass wir in zehn Jahren den Beweis finden, dass es Zusammenhänge mit Krebs und Tumoren gibt."** Der amerikanische Hirnchirurg des Cedars Sinai Medical Centers in Los Angeles, Dr. Keith Black, in der CNN-Talkshow 'Larry King' und der 'New York Times' (3. Juni 2008)

> **"Während der Schwangerschaft ein Mobiltelefon zu benutzen, kann Ihr Baby ernsthaft schädigen."** Universität von Los Angeles (UCLA) und Universität Aarhus, Dänemark (Mai 2008)

- **"Nach Giften in und an Lebensmitteln, PCB, Asbest, Alkohol, Nikotin und Drogen sind jetzt schon viele Menschen durch die Mikrowellenstrahlung der digitalen Technologien erkrankt, und ihre Zahl nimmt rasant zu. Diese Funktechnologie wurde ohne jede Abklärung von Nebenwirkungen eingeführt."** 'Die Linke' in ihrem Partei-Info-Faltblatt "Mobilfunk - Segen oder Fluch?" (Herbst 2009)
- **"Der Zellkern verändert sich. Elektromagnetische Felder von Sendemasten und mobilen Telefonen beeinflussen und deformieren den** **'ellkern. Vergleichbar mit denen von Röntgenstrahlen. Diese Verän-** **'ungen sind sicher belegt."** Prof. Dr. Heyo Eckel, Bundesärztekam-
'n 'Schwäbische Post' (7. Dezember 2006)
- **L Schwangerschaft Handys und andere Funkquellen (WLAN,**
ze **meiden."** Südtiroler Ärztekammer und Südtiroler Verbraucher-
'8)
- **"U**
weg von der Industrie durchgeführte Studien zeigen durch-
zung S antes Hirntumorrisiko infolge Mobiltelefonbenut-
zur broschüre "Mobiltelefon und Hirntumor – 15 Gründe
Interph schaft, Meinungsmache und die Wahrheit hinter
14 Länd et von zurzeit 43 Wissenschaftlern und Ärzten aus
'09)

- **"Viele Schnurlostelefone schmücken sich mit Begriffen wie Eco-Mode, strahlenreduziert oder energiesparend. Eine starke Strahlung haben die meisten dennoch. Inzwischen gibt es wenigstens ein paar Geräte, die nicht rund um die Uhr, sondern nur beim Telefonieren gepulste Mikrowellen aussenden."** 'Öko-Test': Bericht "Ruf nich an" zum Test DECT-Telefone (Heft 9, September 2009)
- **"Die stärksten Verursacher elektromagnetischer Strahlung im Haushalt sind Handys, DECT-Telefone und WLAN." "Im Sinne einer Vorsorge sollten Verbraucher ihr Handy so wenig wie möglich nutzen und zum Festnetztelefon mit Schnur greifen."** Bundesamt für Strahlenschutz in 'Welt Online' (9. Januar 2009)

Handy als Ursache für Gehirntumor – gerichtlich anerkannt

„10.06.2010. Das Oberlandesgericht in Brescia (Norditalien) hat durch ein nun rechtskräftiges Urteil einen ursächlichen Zusammenhang bestätigt: Der Gehirntumor eines Angestellten der INAIL (Istituto Nazionale per l'Assicurazione contro gli Infortuni sul Lavoro, Öffentlicher Träger der Pflichtversicherung) ist auf sein geschäftlich bedingtes stundenlanges Telefonieren mit Handy und Schnurlostelefon zurückzuführen. Das Urteil ist auch deshalb bahnbrechend, weil die Richter industriefinanzierte Gutachten als nicht glaubwürdig ausschlossen und sich nur auf industrieunabhängige stützten.

Das Urteil ermöglicht nun den Beschäftigten in Italien, am Arbeitsplatz schnurgebundene Telefone zu verlangen bzw. den Arbeitgeber darauf hinzuweisen, dass er bei angeordneter Handynutzung voll haftbar für Fol- schäden ist.

Die Verbraucherzentrale Südtirol rät in diesen Fällen, sich eine Di- n. nung zur Nutzung von Funktechnologien schriftlich aushändigen -che Darin sollte der Arbeitgeber ausdrücklich die Verantwortung zusammenhängenden mittel- bis langfristigen Folgen überne-

Der Angestellte hatte Mobiltelefon und Schnur- durch-schnittlich 5 – 6 Stunden pro Tag über einen Z- n insge-samt 12 Jahren verwendet.

Am 15.09.10 aus www.diagnose-funk.org/re- -urteil-zu-handy-und-gehirntumor-re-

6.3 Schutz vor dem Mobilfunk-Handy

Hier zuerst eine eindringliche Warnung von den erfahrenen russischen Spezialisten, die sich wirklich Sorgen um ihre Kinder und Jugendlichen machen:

Russisches Nationales Komitee zum Schutz vor Nicht-Ionisierender Strahlung (RNCNIRP)

Kinder und Mobilfunktelefone: Die Gesundheit der nachfolgenden Generation ist in Gefahr

Deutsche Übersetzung, Moskau, Russland, 14. April 2008

Zum ersten Mal in der Geschichte sind wir mit einer Situation konfrontiert, in der die meisten Kinder u. Teenager der Welt ständig einem potentiell nachteiligen Einfluss von elektromagnetischen Feldern (EMF) durch Mobilfunktelefone ausgesetzt sind. Das elektromagnetische Feld (EMF) ist ein wichtiger biologischer Faktor, der nicht nur die menschliche Gesundheit im Allgemeinen angreift, sondern auch die Prozesse der höheren Nervenaktivität, einschließlich des Verhaltens und des Denkens. Strahlung beeinflusst direkt das menschliche Gehirn, wenn Menschen mobil telefonieren. **Kinder und Jugendliche wurden die Zielgruppe der Werbung der Mobilfunkindustrie trotz der Empfehlungen des Gesundheitsministeriums (SanPi8n 2.1.8/2.2.4.1190-03 Punkt 6.9), die darauf bestehen, dass Personen unter 18 Jahren keine Mobilfunktelefone benutzen sollen.** Die gegenwärtigen Sicherheitsstandards für die Exposition von Mikrowellen der Mobiltelefone sind für Erwachsene entwickelt worden und berücksichtigen nicht die wesentlichen Merkmale des kindlichen Organismus. Die WHO ieht den Schutz der Gesundheit von Kindern vor einem möglichen negati- Einfluss durch EMF der Mobiltelefone als eine Aufgabe von höchster ität. Dieses Problem wurde auch durch das Wissenschaftliche Komitee opäischen Kommission bestätigt, ebenso durch nationale Behörden äischen und asiatischen Ländern, auch durch Teilnehmer an inter- Konferenzen über biologische Auswirkungen der EMF.

Das

- Risiko für die Gesundheit der Kinder ist sehr hoch:
  orption der elektromagnetischen Energie in einem Kinder- trächtlich höher als in dem eines Erwachsenen (das Ge- dern hat eine höhere Leitfähigkeit, ist kleiner, die Kno- ner, kürzerer Abstand zur Antenne etc.)
- von Kindern ist im Vergleich zu dem von Erwach- er.

- Das Gehirn von Kindern hat eine höhere Empfindsamkeit für die Anhäufung / Akkumulation von negativen Wirkungen unter Bedingungen einer chronischen Bestrahlung durch EMF. …
- Die heutigen Kinder werden wesentlich länger Mobiltelefone benutzen als dies die heutigen Erwachsenen tun werden.

Nach Meinung des Russischen Nationalen Komitees zum Schutz vor nichtionisierender Strahlung sind die folgenden Gesundheitsgefahren für mobil telefonierende Kinder in naher Zukunft wahrscheinlich: **Gedächtnisstörungen, nachlassende Aufmerksamkeit, verringerte Lern- und Denkfähigkeiten, zunehmende Reizbarkeit, Schlafprobleme, zunehmende Stressempfindlichkeit, zunehmende Bereitschaft für Epilepsie.**

In ferner Zukunft erwartete (mögliche) Gesundheitsrisiken:
Gehirntumore, Tumore der Hör- und Eingangsnerven (im Alter von 25 - 30 Jahren), Alzheimer Krankheit, fortschreitende Demenz („got dementia"), depressive Syndrome und andere Arten der Degeneration von Nervenstrukturen des Gehirns (im Alter von 50 – 60).

Die Mitglieder des Russischen Nationalen Komitees zum Schutz vor nichtionisierender Strahlung betonen die höchste Dringlichkeit, um die Gesundheit der Kinder vor dem Einfluss der EMF durch mobile Kommunikationssysteme zu schützen. Wir appellieren an die Regierungsbehörden, an die gesamte Öffentlichkeit, dieser kommenden Bedrohung höchste Beachtung zu schenken und angemessene Maßnahmen zu ergreifen, um negative Folgen für die Gesundheit zukünftiger Generationen zu verhindern.

Kinder, die die mobilen Kommunikationsmittel benutzen, sind nicht in der Lage wahrzunehmen, dass sie ihr Gehirn der EMF Strahlung und ihre Gesundheit einer Gefahr unterwerfen. Wir glauben, dass dieses Risiko nicht viel geringer ist als das Risiko für die Gesundheit der Kinder durch Tabak oder Alkohol. **Es ist unsere professionelle Pflicht, diesen Schaden an der Kindergesundheit nicht durch Untätigkeit zuzulassen.**

Für die Mitglieder des Russischen Nationalen Komitees zum Schutz vor nicht-ionisierender Strahlung – Vorsitzender **Professor Grigoriev**

46, Zhivopisnaya Str., 123182 Moskau, Russland rcnirp@mail.ru

[Internetseite: www.emf-net.ru/ Übersetzung: www.der-mast-muss-weg.de]

US-Studie: Kinder besonders gefährdet: Keine Sicherheit durch SAR-Wert für Handys: „SmartPhones, Tablet PCs und WLAN gesteuerte Spiele … könnten sich schnell als gefährliche Gaben entpuppen, denn durch ihre Mikrowellenstrahlung gefährden sie die Gesundheit der Nutzer massiv. Dies bestätigt eine aktuelle Studie aus den USA." [*diagnose funk kompakt 01/12*]

Ein Mobilfunkhandy kann in Notfallsituationen Menschenleben retten. Dafür ist es gut und wenn es nur dafür eingesetzt würde, würde es keine Menschenleben gefährden und zerstören. Beachten Sie bitte:

Wirkung der Strahlung = Intensität x Zeitdauer

Je mehr folglich eine Person telefoniert und je größer die Strahlungsdichte ist, umso größer sind die negativen Auswirkungen auf die Gesundheit! Deshalb sind die jetzigen heranwachsenden Generationen einer weit größeren Gefährdung ausgesetzt als die vorhergehenden Generationen!

Und wo befindet sich Ihr Kind, wenn Sie selber (noch) mit dem Mobilfunkhandy telefonieren? Vielleicht bestrahlen Sie es ungewollt und unbewusst? Beachten Sie bitte diese hohen Strahlungsdichten nicht nur an Ihrem Kopf, sondern auch noch in 3 m Entfernung:

Grenzwerte für Hochfrequenzbelastung … gemessene Strahlenbelastung … nachgewiesene biologische Effekte [Auszüge aus 11, S. 26]	
µW/m²	***[Mikrowatt pro m² ist die Einheit für die Strahlungsdichte]***
850.000	z. B. Belastung am Kopf durch Handytelefonat
440.000	z. B. Belastung durch DECT-Schnurlostelefon in 30 cm Entfernung (Öko-Test 3/1996)
132.941	z. B. Belastung im Bus durch ein Handytelefonat in 60 cm Entfernung
50.000	z. B. Belastung durch Handytelefonat in 3 m Entfernung
11.000	z. B. Belastung durch DECT-Schnurlostelefon in 1,5 m Entfng.
2.000	Zweifache Zunahme von Leukämien bei Kindern
1.600	Motorik-, Gedächtnis- und Aufmerksamkeitsstörungen bei Schulkindern
Zum Vergleich: Baubiologischer Richtwert für Schlafbereiche [21]:	
0,1 - 10	Schwach auffällig

In Ergänzung zu o. g. in Studien festgestellten Störungen bei Schulkindern die folgende alarmierende Information:

„Nach einer Presseinformation der AOK von Baden-Württemberg vom 23.1.2008 hat sich die Zahl der in den Fachkliniken des Landes psychotherapeutisch oder psychiatrisch behandelten Kinder zwischen 1990 und 2006 ***verdreifacht****. Den größten Anteil der Erkrankungen machten mit 38 Prozent Verhaltens- und emotionale Störungen aus, mit besonderer Gewichtung des*

sog. Aufmerksamkeits-Defizit und Hyperaktivitäts-Syndroms (ADHS). Entsprechend ist die Verordnung von Methylphenidat (Ritalin / Medikinet) ... angestiegen: Im Jahr 1990 wurden davon in ganz Deutschland 0,3 Mio Tagesdosen verschrieben, 15 Jahre später hundert Mal soviel: 33 Millionen Tagesdosen im Jahr 2005 - mit steil ansteigender Tendenz.“ [9, S. 42]

Empfehlungen einer Ärzteinitiative zur Minimierung der Handy-Strahlenbelastung [9, S. 43]

„Grundsätzlich sollte die eigene telefonische Erreichbarkeit durch Anrufbeantworter bzw. Mailbox sichergestellt werden. Das schnur**gebundene** Telefon und der Festnetzanschluss sollten auch sonst stets die erste Wahl sein!

...

- Als konsequenteste Empfehlung: Bestehende Handyverträge mit dem Hinweis auf verschwiegene Gesundheitsgefahren kündigen!
- Soweit Handys unvermeidlich scheinen: Nur in Notfällen und zwingenden Situationen beruflicher und privater Kommunikation benutzen! In der Regel ganz ausschalten, weil sie nur dann nicht senden und keinen Mobilfunksender benötigen.
- Nur im Freien und bei guter Verbindung telefonieren! Handys sind leistungsgeregelt und senden um so stärker, je dicker die Wände, die sie durchdringen müssen.
- Gespräche kurz halten! Falls möglich, Freisprecheinrichtung verwenden!
- Handy während des Gesprächsaufbaus nicht an den Kopf halten! Es strahlt in dieser Phase in der Regel mit maximaler Leistung.
- Beim Versenden von SMS das Handy vom Körper fernhalten! Handys in Hosentaschen und SMS-Botschaften unter der Schulbank können Fruchtbarkeit (und Konzentration) beeinträchtigen.
- Handys nach Verwendung immer vollständig ausschalten! Sie funken sonst immer wieder den nächsten Sendemasten an.
- Handys in Fahrzeugen (Auto, Bus, Bahn) nicht benutzen und vollständig ausgeschaltet lassen! Infolge des meist schlechten Empfangs wird sonst mit voller Leistung gesendet; Vielfach-Reflexionen an der Metallkarosserie verstärken die Strahlung und selbst im Standby-Betrieb wählt sich das Handy in immer neue Funkzellen ein – mit voller Leistung.
- Auch Headsets sind nicht empfehlenswert! (Siehe ÖKO-Test 8/2000).
- Wenn andere telefonieren, möglichst weit Abstand halten! Nehmen Sie entsprechend Rücksicht auf andere, wenn Sie selbst ein Handy nutzen!“

Die Strahlenbelastung steigt weiter an. Ihre Kinder sind dadurch weit mehr als Sie selbst gefährdet! Bitte, klären Sie sie auf! Hier – und auf Seite 74 – sind weitere erschreckende Fakten zu dieser Problematik:

Zitate speziell zum Thema Mobilfunk-Handys

(Zitate in Kurzfassung, ausführlich als Original auch in [18])

- **"Wir ertrinken in einem Meer an Strahlen. Die Bestrahlung des Gehirns durch Handys ist das größte Experiment der Menschheit."** Prof. Leif Salford, Neurologe der Universität Lund, zum Nachweis neurologischer Störungen und Hirnauffälligkeiten im Einfluss von Handystrahlung (September 2003)
- **"Angesichts der Vielzahl wissenschaftlicher Befunde kann man weder das Krebsrisiko noch verschiedene andere biologische Effekte einfach abtun."** Umweltausschuss des EU-Parlaments (2000)
- **"Es zeigte sich, dass sich im Feldeinfluss die Zellkerne spalten. Es gibt Beweise für Schäden durch Mobilfunk. Dabei geht es nicht nur um Hirntumore, Krebs und Blutveränderungen, sondern auch um genetische Störungen und andere Probleme. Mit den vielen Informationen, die wir zum jetzigen Zeitpunkt in der Hand haben, ist Entwarnung absolut unhaltbar."** Dr. George Carlo, Medizin-Physiker und wissenschaftlicher Leiter einer im Auftrag der US-Mobilfunkindustrie durchgeführten 27-Millionen-Dollar-Studie (1999)

"Keine Firma der Welt entwickelt ein Arzneimittel, das bei Versuchstieren Krebs auslöst, und sagt dann, wie das Bundesamt für Strahlenschutz, die Handyfirmen und Mobilfunkindustrie, das werde beim Menschen schon nicht auftreten."
Prof. Wolfgang Löscher, Tierärztliche Hochschule Hannover, in 'Süddeutsche Zeitung' (22. Mai 1997)

- **"Es gibt ernste Konsequenzen durch ausgedehntes Mobilfunktelefonieren."** Prof. Dr. W. Ross Adey, Wissenschaftler der Loma-Linda-University California und einer der kompetentesten Elektrosmog-Experten der Welt, in 'US-abc-news' (1997)
- **"Die Beweislage ist überwältigend, dass elektromagnetische Strahlen gentoxisch sind, dass sie zelluläre Ionen, Neurotransmitter und Neurohormone verändern, mit den Hirn- und Herzsignalen interferieren und Krebs erzeugen."** Prof. Neil Cherry, Lincoln University Neuseeland, vor dem Europa-Parlament (2000)

- **"Ich halte den Zusammenhang zwischen Handystrahlung und Krebs nach Auswertung einer Vielzahl von Studien für bestätigt."** Institute of Science London, Biochemikerin und Genetikerin Dr. Mae Wan Ho nach Sichtung der vorliegenden Studienergebnisse des Jahres 2002.
- **"Keine Normungsbehörde hat Grenzwerte mit dem Ziel erlassen, vor langfristigen gesundheitlichen Auswirkungen, wie einem möglichen Krebsrisiko, zu schützen."** WHO zum Thema 'Schutz vor elektromagnetischen Feldern' (Oktober 1999)
- **"Die Mobilfunkwellen führten in den Versuchen zu gentoxischen Effekten. Die Gentoxizität ist eines der Schlüsselereignisse in der Entstehung von Tumoren."** Prof. Dr. Hugo W. Rüdiger, Zellforscher der Medizinischen Universität Wien, einer der Teilnehmer am internationalen EU-Forschungsprojekt 'Reflex' (August 2003)

"Das Risiko für einen Hirntumor als Folge häufiger Handygespräche ist signifikant erhöht, es nimmt mit der Nutzungsdauer zu. Als Hersteller wäre ich verunsichert." Dr. Lennart Hardell in der ARD-Sendung 'Report' und im 'EMF-Monitor' (Oktober 2000)

- **"Bedenklich erhöhtes Augentumor-Risiko durch häufige Benutzung von Handys."** Dr. A. Stang, Dr. K. H. Jöckel u. a., Universitätsklinik Essen, Institut für Medizinische Epidemiologie, in verschiedenen Zeitungen und Fachzeitschriften (Januar 2001)
- **"Wir wissen, dass eine einzige Exposition zu DNA-Schäden an Gehirnzellen führt."** Robert C. Kane, Ingenieur der US-Mobilfunkindustrie (Motorola), beteiligt an der Entwicklung von Handys, in seinem Buch 'Cellular Telephone Russian Roulette'
- **"Handystrahlung schädigt Neuronen, auffällig viele Nervenzellen werden zerstört."** Universität Lund/Schweden, Institut für Neurologie, Forschungsleiter Prof. Dr. Leif Salford in der US-Fachzeitschrift 'Environmental Health Perspectives' (Januar 2003)
- **"Gepulste Mikrowellen der Intensität eines Mobilfunktelefonates beeinflussen die bioelektrische Gehirnaktivität. Es gibt keinen Zweifel, dass Handywellen, die noch keinen thermischen Effekt auslösen, biologisch wirksam werden können."** Bundesanstalt für Arbeitsmedizin, Berlin (1998)

- **"Das auffällige EEG war noch lange nach Abschaltung des Handys feststellbar."** Prof. Dr. Peter Achermann, Institut für Toxikologie, Universität Zürich (Januar 2001)
- **"Ein Millionstel Watt Sendeleistung genügen, um eine Nervenzelle abzutöten."** Prof. Dr. Karl-Heinz Müller, Physiker der Fachhochschule Südwestfalen und Leiter des Institutes für Technologie- und Wissenstransfer (Juni 2001)

"Nur 20 Sekunden Handytelefonat reichen, um das Blutbild zu verändern und rote Blutkörperchen zum Verklumpen zu bringen."
Maria Ritter und Wasgan Wolski, Abiturienten des Spaichinger Gymnasiums, nach zwei Jahren wissenschaftlicher Arbeit im Rahmen von 'Jugend forscht' (März 2005)

- **"Zweifelsfrei verstanden haben wir beim Funk nur die thermische Wirkung, und nur auf dieser Basis können wir derzeit Grenzwerte festlegen. Es gibt darüber hinaus Hinweise auf krebsfördernde Wirkung und Störungen an der Zellmembran."** ICNIRP-Vorsitzender Prof. Dr. Jürgen Bernhardt zur Elektrosmogverordnung (1998)
- **"Es gibt eine Fülle von Hinweisen auf Gesundheitsbeeinträchtigungen unterhalb der Grenzwerte. Dabei geht es um Zellabläufe, die Öffnung der Blut-Hirn-Schranke, das Immunsystem, Blutparameter, kognitive Funktionen und EEG-Auffälligkeiten."** Strahlenschutzkommission (Beratergremium der Regierung) in ihrer Beurteilung der jetzigen Mobilfunktechnik, Jahre nach deren Einführung (September 2001)
- **"Träfe ein neues Medikament oder Lebensmittel auf denselben Mangel an Konsens und gleich starke Bedenken wie der Handyfunk, würde es niemals zugelassen."** Europäisches Parlament, Wissenschaftsgeneraldirektion, STOA-Expertenkommission für die Bewertung wissenschaftlich-technischer Optionen (März 2001)
- **"Kinder sollten gar nicht mit Handys telefonieren, Jugendliche nur in Notfällen."** Bundesumweltministerium (Juli 2000)
- **"Mobiltelefone sind für Kinder gefährlich! Wir fordern ein Handyverbot für Kinder."** Wiener Ärztekammer (August 2005)
- **"Wer Sechszehnjährige zum Handykauf ermuntert, handelt verantwortungslos."** Sir Prof. William Stewart, Leiter der weltgrößten Studie über die Sicherheit von Mobiltelefonen im Auftrag der britischen Regierung, in 'Daily Mail' (28. Januar 2002)

- **"Steigerung der Hirntumorrate durch Handys und Schnurlostelefone erwiesen."** Prof. Lennart Hardell und Prof. Kjell Hansson im 'World Journal of Surgical Oncology' nach Auswertung von 6 Fall-Kontrollstudien (11. Oktober 2006)
- **"Das körpereigene Abwehrsystem wird tatsächlich geschwächt."** Forschungsergebnis der Salzburger Landeskliniken und der Paracelsus-Universität unter Leitung von Prof. Dr. Gerhard Hacker und Prof. Dr. Gernot Pauser (Januar 2007)
- **"Nur zehn Minuten am Mobiltelefon könnten Krebs auslösen."** Dr. Rony Seger, Weizmann-Institut Israel, in der 'Daily Mail' am 30. August 2007
- **"UMTS-Handys sind zehnmal genschädigender als GSM-Handys. DNA-Strangbrüche treten bereits bei 1/40 des Grenzwertes auf. Mobilfunkstrahlung schädigt das genetische Material und erhöht damit das Krebsrisiko."** Prof. Dr. Franz Adlkofer, Projektleiter der Reflex-Studie (1. Oktober 2007)

"Längere Nutzung von Handys kann zu Hirntumoren führen. Nach 10 Jahren steigt das Risiko von Gliomen um 40 %, speziell an der Kopfseite, an der telefoniert wird." [Gliom = hirneigener Tumor]
Studie im Rahmen des Interphone-Projektes in fünf nordeuropäischen Ländern von einem internationalen Team von Wissenschaftlern in der medizinischen Krebsfachzeitschrift 'International Journal of Cancer' (Februar 2007)

- **"Eindringliche Warnung vor den Gefahren elektromagnetischer Strahlung von Mobilfunkmasten, Mobiltelefonen und WLAN-Netzwerken."** Europäische Umweltagentur EEA in zahlreichen Medien (17. September 2007)
- **"Für elektromagnetische Strahlung sind die Grenzwerte tausendfach zu hoch."** Die Wissenschaftler der BioInitiative Working Group in ihrem 600-seitigen Bericht über den Einfluss elektromagnetischer Felder auf die Gesundheit (31. August 2007)
- **"Handystrahlung verursacht Schlafstörungen und Verwirrung."** Studie des Karolinska-Institutes Stockholm, der Universität Uppsala und der Wayne State University in Michigan im Auftrag der Mobiltelefonhersteller (20. Januar 2008)

- **"Was jeden, der sich mit dem Thema beschäftigt, verunsichern sollte, ist, dass nahezu alle Studien, die einen Zeitraum von zehn Jahren und darüber abdecken, auf das Vorliegen eines erhöhten Tumorrisikos im Kopfbereich hinweisen."** Prof. Dr. Franz Adlkofer in Heft 3 der Kompetenzinitiative: "Wie empfindlich reagieren die Gene auf Mobilfunkstrahlung?" (November 2008)

"Israelische Studie bestätigt Mündhöhlen-Krebs im Zusammenhang mit Mobiltelefonen. Die Forscher fanden einen beunruhigenden Anstieg von Fällen bösartiger Wucherungen in der Ohrspeicheldrüse, nah der Stelle, wo das Handy beim Gespräch gehalten wird."

Israel Dental Association und Hebrew University (27. Juli 2009)

Information der BAUBIOLOGIE MAES zur Warnung der WHO vor Handy-Strahlung – Resolution 208 vom 31. Mai 2011

„Von höchster wissenschaftlicher Stelle bestätigt:

Handy-Strahlung ist ein "mögliches Krebsrisiko" für den Nutzer, speziell im Hinblick auf Hirntumore.

Die Internationale Krebsforschungs-Agentur IARC der Weltgesundheitsorganisation WHO kommt nach Auswertung von mehreren hundert wissenschaftlichen Studien zu diesem Schluss, mahnt zur Vorsicht und zur "persönlichen Strahlenreduzierung" und kategorisiert die Handy-Mikrowellen in die gleiche Gefahrenklasse wie zahlreiche krebserregende bzw. krebsverdächtige Chemikalien (Pestizide, DDT, Chloroform, Furane...), Schwermetalle (Blei...), Pilzgifte (Aflatoxin, Ochratoxin...), Bakterien und Viren (HPV-Papillomavirus...), Bitumen oder Auspuffgase ein. Die WHO rät in Interviews auf die Nutzung von Mobiltelefonen zu verzichten, wann immer es möglich ist, das gälte besonders für Kinder und Jugendliche.“

Die Formulierung *„möglicherweise“* ist ein Kompromiss. Schwedische und israelische Wissenschaftler werden deutlicher: sie gehen von einem 2 – 5 fachen Krebsrisiko für Vieltelefonierer aus!

„VIEL TELEFONIEREN“ ist definiert als eine halbe Stunde täglich!

www.diagnose-funk.org/politik/behoerden-int/iarc-funkstrahlung-moeglicherweise-krebserregend.php

Englische Originale: www.diagnose-funk.org/assets/iarc_pr208_e.pdf

http://monographs.iarc.fr/ENG/Classification/ClassificationsGroupOrder.pdf

(S. 12 der WHO-Klassenliste: “Radiofrequency electromagnetic fields 1”; “1 Includes radiofrequency electromagnetic fields from wireless phones” = inklusiv hochfrequente elektromagnetische Felder von schnurlosen Telefonen)

6.4 Schutz vor WLAN-Strahlungen

WLAN (Wireless Local Area Network) ist ein drahtloses lokales Netzwerk, das hauptsächlich dem Internetzugang und der Datenübertragung für Computer und Notebooks dient. Wie das DECT-Schnurlostelefon so wirkt auch WLAN in der Wohnung wie ein Mobilfunk-Sendemast, auch mit der besonders gefährlichen gepulsten Strahlung.

Kleine Basisstationen, die sogenannten Access-Points (Zugangspunkte) versorgen die sogenannten Hotspots – lokal begrenzte Bereiche von einigen zehn bis zu wenigen hundert Metern – per Funk. Zudem gibt es die PC-Funkkarten für Computer, Notebooks und Organizer, welche die kabelunabhängige Übertragung der Daten zum Access-Point ermöglichen.

Es wird geworben mit Bequemlichkeit: Mehrere Computer in der Familie können miteinander verbunden werden, jeder bekommt den Internetzugang und das alles ohne Mauerdurchbrüche, ohne das mühevolle Verlegen von Leitungen, ohne sichtbaren Schmutz. Doch das alles hat seinen Preis: Wieder mehr gepulste Strahlung, hautnah, im Kinderzimmer, im Wohnzimmer und im Schlafzimmer.

Sie erinnern sich, die Strahlen sind krebsgefährlich, sabotieren die Melatoninproduktion, wirken als Störsender im Körper, bewirken einen Durchbruch der Blut-Hirn-Schranke mit all den schlimmen Nachwirkungen. Also ist doch ein Durchbruch der Wand vorzuziehen, oder mit anderen Worten:

Besser ein Loch im Haus,
als ein Leck im Hirn!

Und wie beim Telefonkauf – schnurlos oder nicht – gilt auch hier:

Lieber eine lange Leitung als ein langes Leiden!

Vor den WLAN-Funkkarten in den Notebooks warnt der Baubiologe Wolfgang Maes wie folgt: *„Vorsicht: Die WLAN-Funkkarten im Notebook sind, wie Sie bereits wissen, in nächster Nähe strahlungsstark, in 20 – 30 cm Abstand stärker als in der Umgebung von Mobilfunkmasten. Auch deshalb und wegen der anderen Felder: Das Notebook nie auf dem Schoß platzieren, Abstand halten. WLAN bei Nichtbedarf ausschalten. Meist sind die integrierten WLAN-Funkantennen in den Rahmen der klappbaren Bildschirme versteckt, oder sie befinden sich auf der Funkkarte unten im dafür vorgesehenen*

Slot. Im März 2004 haben wir acht Notebooks für den Öko-Test überprüft. Davon legten drei unmittelbar nach dem Einschalten mit maximaler WLAN-Feldbelastung los, obwohl man den drahtlosen Internetzugang gar nicht brauchte, weitere drei nach Einführen der Karte, ständig, auch ohne Datentransfer. Sechs Geräte hatten nicht einmal einen An/Aus-Schalter für die WLAN-Funktion, sie war nur über teilweise recht komplizierte Software-Einstellungen zu beherrschen. Die meisten kaufen sich ein Notebook und wissen nicht, dass dies integrierte WLAN sofort startet, strahlt ohne Nutzen. Viele lassen ihr Notebook stundenlang an ohne daran zu arbeiten, und WLAN pulst, was das Zeug hält, zig Meter weit. Der externe WLAN-Access-Point macht es ebenso. Stellen Sie sich vor, welch' Mikrowellengewitter in Klassenzimmern mit mehreren PCs und WLANs losgeht, einige 100.000 $\mu W/m^2$, hirnfrequenzähnlich gepulst, von vorne und von hinten, kreuz und quer, selbst bei Nichtbenutzung." [15, S. 482]

WLAN-Basissender gibt es in Hotels, Universitäten, Schulen, Restaurants, Cafes, Krankenhäusern, Kurkliniken, Bibliotheken, Bahnhöfen, Flughäfen, Geschäftszentren, Bürokomplexen und auch außerhalb von Gebäuden in Innenstadtbereichen und auf anderen öffentlichen stark frequentierten Plätzen zur drahtlosen Versorgung eines WLAN-tauglichen Notebooks oder anderer tragbarer Computer mit dem Internet.
Vielleicht fragen Sie sich, ob in Ihrem Lieblingscafe oder vielleicht gleich nebenan in der Fußgängerzone auch ein WLAN-Basissender installiert ist. Wo gehen Sie immer wieder am liebsten spazieren? Das Messgerät hilft Ihnen auch hier, stark belastete Örtlichkeiten zu meiden.

Am 27.05.2011 forderte der Europarat in seiner Resolution 1815 nun, WLAN in Schulen zu verbieten, siehe S. 75.

Lassen Sie sich auch mit den folgenden Fakten weiter bestärken, für sich und Ihre Angehörigen eine WLAN-freie Zone zu schaffen:

Zitate speziell zum Thema WLAN-Strahlungen

(Zitate in Kurzfassung, ausführlich als Original auch in [17])

- **"Warnung vor WLAN in Schulen."** Die Stadt Frankfurt am Main, das Frankfurter Schuldezernat und die Gewerkschaft Erziehung und Wissenschaft (GEW) lehnen den drahtlosen Internetzugang WLAN wegen der Strahlenbelastung für alle Frankfurter Schulen ab. Sie warnen vor den gesundheitlichen Risiken und favorisieren leitungsgebundene Techniken. So berichtet unter anderem die 'Frankfurter Rundschau' am 8. Juni 2006.

- **"Der Bayerische Landtag gab die Empfehlung an alle Schulen des Freistaates, auf WLAN-Netze zu verzichten."** 'Spiegel-Online' (1. August 2007)
- **"Bildungsausschuss rät Schulen von WLAN ab und appelliert, bayerische Schulen sollen solche drahtlosen Internet-Zugänge nicht bevorzugen. Priorität habe die Reduzierung der Strahlenbelastung in Klassenräumen."** Bildungsausschuss des Bayerischen Landtags (März 2007)
- **"Die Bundesregierung warnt vor WLAN-Nutzung. WLAN-Netze in Privathaushalten sollten vermieden werden."** Bundesamt für Strahlenschutz, Antwort der Bundesregierung auf eine Anfrage der Grünen, in 'RTL-Nachrichten', 'Spiegel-Online' und anderen Medien (1. August 2007)
- **"Eindringliche Warnung vor den Gefahren elektromagnetischer Strahlung von Mobilfunkmasten, Mobiltelefonen und WLAN-Netzwerken."** Europäische Umweltagentur EEA (17. September 2007)
- **"Bisher hat man Elektrosmog wenigstens aus den Klassenzimmern herausgehalten. Wenn man jetzt schon die Volksschulen mit kabellosen Systemen versorgt, setzt man die Schüler sehr früh einer Strahlendosis aus."** Dr. Gerd Oberfeld, Umweltmediziner der Salzburger Landesregierung, spricht in den Medien bei WLAN von "Strahlenschleudern" (2004).
- **"Überall wehren sich empörte Eltern gegen solche Techniken in den Schulen ihrer Kinder, sie fühlen sich übergangen, laufen Sturm gegen die Sturheit der Ämter."** Österreichisches Fernsehen, ORF-Nachrichten (Mai 2005)
- **"Mikrowellen dieser Art verursachen schwerwiegende Gesundheitsrisiken, speziell bei Kindern."** In den USA wurden erste Klagen von Eltern gegen WLAN eingereicht, z. B. gegen die Behörden sowie Grund- und Mittelschulen von Oak Park in Illinois (März 2004)

"Eltern sollten die Einführung von Funknetzen an der Schule ihrer Kinder ablehnen und stattdessen auf das Verkabeln pochen." Ecolog-Institut Hannover (2004)

- **"Erste Mediziner mahnen, da Wireless-LAN sich einer besonders niedrigen Pulsfrequenz von 10 Hertz bedient. Die ist einigen unserer körpereigenen Abläufe sehr ähnlich, und deshalb seien gerade bei dieser Technik biologische Probleme vorprogrammiert. 10 Hz, die kritischste aller bislang für Funktechnik eingesetzten Pulsfrequenzen?**

Neurologen schlagen Alarm: Unsere menschlichen Gehirnaktivitäten funktionieren mit ähnlich niedrigen Frequenzen, das Gehirn ist empfindlich, deshalb sollte es keine Störungen mit technischen Signalen geben!" 'Wohnung+Gesundheit' (Heft 111, 2004)

- **"Wussten Sie, dass immer häufiger nicht nur von Beschwerden infolge Mobilfunkantennen und DECT-Schnurlostelefonen, sondern auch von Schwindel, Kopfschmerz, Müdigkeit, Konzentrationsschwierigkeiten, Sehstörungen, Herzrhythmusstörungen usw. infolge WLAN berichtet wird?"** Auszug aus einem Info- und Flugblatt der 'Bürgerwelle Schweiz' zum Thema "Gesundheitsrisiko WLAN" (November 2006)
- **"Pariser Bibliotheken schalten alle drahtlosen WLAN-Netzwerke ab. Die Hälfte der Mitarbeiter klagt über Kopfschmerz, Schwindel, Übelkeit, Konzentrationsschwäche, Müdigkeit und andere Beschwerden, nachdem WLAN installiert wurde."** 'Spiegel', 'Welt', Tageszeitungen und viele andere Medien (Dezember 2007)
- **"Fon vernetzt das Ruhrgebiet bis 2010 flächendeckend mit Drahtlos-Netzwerken."** 'Handelsblatt' Nr. 192 (5.-7. Oktober 2007)
- **"Die derzeitige Welle des Ausbaus drahtloser Computernetzwerke in Schulen kann die Gesundheit der Kinder gefährden. Der Ausbau sollte gestoppt werden."** Philip Parkin, Chef des britischen Lehrerverbandes, in der 'Daily Mail' (28. Juli 2008)

"Eine ganze Generation von Kindern wird hier als Versuchskaninchen für ein groß angelegtes Experiment missbraucht." Philip Parkin, Generalsekretär der britischen Lehrervereinigung Voice, über WLAN in Schulen (1. Juli 2008)

- **"Bereits über 14000 öffentliche WLAN Hot Spots in Deutschland."** 'Aachener Nachrichten' (16. September 2008)
- **"Stadt Sebastopol kündigt Vertrag für stadtweites WLAN."** Der Stadtrat des kalifornischen Sebastopol zog am 18. März 2008 - nach Aufklärung über die gesundheitlichen Risiken - das bereits im Herbst zuvor unterzeichnete Abkommen für ein stadtweites Gratis-WLAN-Netz wieder zurück, so Eileen O'Connor, die Beauftragte der Organisation EM Radiation Trust.
- **"In Wohnhäusern sollten WLAN-Systeme niemals eingesetzt werden. Auch in Schulen und Kindergärten gilt: WLAN-Verzicht."** "Strahlend ins Internet: WLAN" in Wohnung+Gesundheit (Heft 111, 2004)

- **"Kein WLAN an Schulen!"** Prof. Dr. Magda Havas, Trent University Canada, Abteilung Environment&Resource, in einem offenen Brief an Eltern, Lehrer und Schulbehörden (August 2009)

"In einer Welt, wo ein Medikament ohne Prüfung seiner Ungefährlichkeit nicht eingeführt werden kann..., wo die seit frühen ägyptischen Zeiten für alle zugängliche Anwendung von Kräutern und natürlichen Präparaten jetzt in Frage gestellt und deren Unschädlichkeit peinlichst genauen Prüfungen unterworfen wird..., wo ein neues Nahrungsmittel nicht ohne vorherige Zulassung auf den Markt gebracht werden kann..., in einer solchen Welt ist der Gedanke, dass wir ohne jede Einschränkung ein Mobiltelefon samt Sendemasten benutzen und WLAN und Schnurlostelefone um unsere Fünfjährigen herum einsetzen können, nicht nur ein Zeichen von Doppelmoral, sondern eine Verrücktheit. Ich spreche nicht bloß als Herausgeber und Wissenschaftler, der die gesamte Forschung eingehend studiert hat, sondern auch als Vater, der seine geliebte Tochter durch einen Hirntumor verloren hat." Chris Woollams, Magister für Biochemie an der Universität Oxford, Herausgeber der Fachzeitschrift 'Integrated Cancer and Oncology News' (2009)

- **"WLAN macht uns alle krank."** Überschrift in der britischen 'The Sunday Times' (4. Januar 2009)

Frau Dr. Alexandra Obermeier,
Ärztin für Psychiatrie und Psychotherapie aus München,
in einem offenen Brief an Umweltminister Jürgen Trittin
(19. Dezember 2001) [16]:

"Als Ärztin ist es mir unbegreiflich, wie man auf Seiten der Politik das fundamentalste Kapital eines Staates, nämlich die körperliche, seelische und geistige Gesundheit der Menschen, in diesem Stil und Ausmaß aufs Spiel setzen kann. Mit dem politischen Kurs bezüglich des Mobilfunks wird kriminelle Profitgier legalisiert zu Lasten des Allgemeinwohls von Millionen von Menschen unter Aufgabe jeder Rechtsstaatlichkeit."

6.5 Schutz vor weiteren hochfrequenten Strahlungsquellen

Es gibt eine Vielzahl von weiteren Anwendungen für die kabellose Übertragung von Informationen. Geworben wird immer mit Bequemlichkeit. Doch nach all dem Gesagten kommen Sie sicher auch zu dem Schluss:

Lieber ein L e b e n im sichtbaren Kabelsalat,
als ein L e i d e n im unsichtbaren Wellensalat!

Hier noch weitere Anwendungen, bei denen hochfrequenter Elektrosmog entsteht, und den Sie besser vermeiden sollten:

DECT-Telefondosen: Sie werden an der Wand montiert, sogenannte TAE-Dosen, und strahlen unaufhörlich, oft in Verbindung mit mehreren DECT-Schnurlostelefonen oder mit ISDN-Anlagen. Und es gibt auch die **Repeater**. Sie vergrößern die Reichweite der DECT-Basis-Signale, indem sie die Signale der DECT-Basis aufnehmen und verstärkt wieder abstrahlen – manchmal über mehrere Häuser hinweg. [15, S. 431]
Viele wissen gar nicht, was ihnen da in die Wohnung oder in die Arbeitsstelle eingebaut wurde, haben keine Ahnung, dass sie dauernd bestrahlt werden! Der Hochfrequenz Analyser HF 32D schafft da Klarheit.

Babyfon: Stiftung Warentest kürte im Heft *test* vom Mai 2011 als Sieger das Babyfon Avent SCD525 von Philips. Es funkt mit den biologisch besonders bedenklichen Mikrowellen, mit gepulsten Wellen, typisch für den digitalen DECT-Standard – und das mit einer Strahlungsbelastung bis zu **8000 μW/m²** in 1 m Abstand! (Vgl. Sie dazu die Werte auf S. 60.)
„Wissenschaftler finden in der Philips-Größenordnung von 8000 μW/m² (näher als ein Meter ist es noch viel heftiger) Hirnstromveränderungen, eine erhöhte Durchlässigkeit der Blut Hirn-Schranke, hormonelle, neurologische, kognitive, vegetative und immunologische Störungen, Blutdruckentgleisungen, Zell- und Nervenschädigungen, Aggressivität, Hyperaktivität, Blutbildveränderungen, Herzrhythmusstörungen und mehr. Tinnitus, Krebs, Leukämie sind im Gespräch.“ [Baubiologie Maes, siehe www.maes.de]
Und Ihr Babyfon – strahlt es auch im gepulsten DECT-Verfahren? Strahlt es immer, egal, ob Ihr Baby sich muckt oder nicht?
Schaffen Sie sich Klarheit, wie Ihr Babyfon arbeitet, wann und wie oft und wie stark es – selbst im Eco-Modus – Ihr Kind und auch Sie selbst bestrahlt! Schützen Sie sich und Ihre Kinder!

„Intelligenter“ Stromzähler: Der Baubiologe Dr.-Ing. Martin H. Virnich schreibt dazu: *„Bei der „Intelligenz“ scheiden sich wieder einmal die Geister zwischen den Freunden der „Ökologie“ und der „Biologie“ – ähnlich wie bei der aktuellen Diskussion um die „Energiesparlampen“ und das EU-weite Verbot der Glühlampen. Denn was die einen als Fortschritt und wichtigen Beitrag zur Energieeinsparung feiern, erscheint den anderen unter baubiologischen Kriterien eher suspekt, da hierdurch die Belastung durch hochfrequente elektromagnetische Wellen zusätzlich erhöht wird.“* [30]
Die Frage ist, wie erfolgt die Datenübertragung: Kabelgebunden, über Versorgungsleitungen oder per Funk, z. B. wie GSM-Mobilfunk oder über ein externes WLAN. Und dabei ergibt sich die Frage, wie oft wird gesendet, im Viertelstundentakt, jede Minute oder jede Sekunde? Auch hier das Lockmittel *Bequemlichkeit*, etwa so: *Sie brauchen nicht in den Keller zu gehen, haben den Zählerstand gleich am Computer.* Sie als Kunde sollten selber bestimmen, welche Übertragungsform Sie wählen! Schaffen Sie sich Klarheit und verschließen Sie sich einer neuen Strahlungsquelle im Haus!

Mikrowellenherd: Vielleicht wissen Sie schon, dass die Nahrung durch die Mikrowellen denaturiert, also geschädigt wird. Aber wussten Sie auch, dass kein Mikrowellenherd so richtig dicht ist? Das Bundesamt für Strahlenschutz untersuchte 130 Herde, das Mittel lag bei 600.000 µW/m², draußen! Der Baubiologe Maes kam bei 12 für den Öko-Test überprüften Neugeräten auf Werte von 10.000 bis 5.000.000 µW/m²! [15, S. 450] Falls Sie doch noch einen Mikrowellenherd weiter betreiben wollen, wahren Sie maximalen Abstand, am besten Sie verlassen den Raum! Niemals den Kopf ans Sichtfenster halten! Lassen Sie den Herd regelmäßig auf Leckstrahlung überprüfen!

Bluetooth dient zur kabellosen Übertragung von Informationen zwischen verschiedenen Geräten – gepulst, bis zu 100 m weit –, z. B. dem Computer, dem Fernseher, dem CD-Player und dem Funk-Haedset. Dieses kann einige 10.000 µW/m² direkt in Ihr Gehör strahlen! [15, S. 448] Wenn Sie nicht zur Datenübertragung auf Infrarot umschwenken können, das ohne Strahlenbelastung ist und – wie auch die Lichtstrahlen – die Wände nicht durchdringen kann, dann müssen Sie sich entscheiden, ob Sie entweder der Verlockung nach Bequemlichkeit nachgeben und dabei zusätzliche Strahlungsquellen in Ihrer Wohnung installieren oder aber besser ein paar Kabel verlegen.

Andere hochfrequente Strahlungsquellen, z. B. *Fritz-Box*: Seien Sie wachsam! Die Industrie versucht Ihnen immer wieder neue Dinge aufzuschwatzen, die „bequem“, „modern“ und „fortschrittlich“ sind, verheimlicht oder verharmlost aber die damit verbundenen Gefahrenpunkte.

7. Der Schwindel mit den gesetzlichen Grenzwerten

Bitte, schauen Sie sich diese Werte – sie sind ohne Druckfehler – genau an:

Grenzwerte für Hochfrequenzbelastung … gemessene Strahlenbelastung … nachgewiesene biologische Effekte [Auszüge aus 11, S. 26 und 27]	
µW/m²	**[Mikrowatt pro m² ist die Einheit für die Strahlungsdichte]**
10.000.000	Grenzwert in Deutschland (2000 MHz, z. B. UMTS)
9.000.000	Grenzwert in Deutschland (1800 MHz, z. B. E- und D-Netz)
4.500.000	Grenzwert in Deutschland (900 MHz, z. B. D-Netze)
850.000	z. B. Belastung am Kopf durch Handytelefonat
440.000	z. B. Belastung durch DECT-Schnurlostelefon in 30 cm Entfg.
132.941	z. B. Belastung im Bus durch ein Handytelefonat in 60 cm Entfg.
100.000	Grenzwert in China und Russland (Summe Hochfrequenz), in Italien, Polen, Ungarn, Bulgarien; ehemal. DDR für max. 20 h
50.000	**Beeinträchtigte Nervensystemaktivität,** z. B. Belastung durch Handytelefonat in 3 m Entfernung
40.000	**Visuelle Reaktionszeit bei Kindern verlangsamt / in Tests geringere Gedächtnisfunktion**
20.000	Grenzwert in der ehemaligen Sowjetunion
13.000	**Doppelte Zunahme von Leukämien bei Erwachsenen**
11.000	z. B. Belastung durch DECT-Schnurlostelefon in 1,5 m Entfernung
4.000	z. B. Belastung am Kopf durch Notebook mit WLAN-Steckkarte, in 35 cm Abstand
2.650	Grenzwert Südtirol, ländlicher Raum
2.000	**Zweifache Zunahme von Leukämien bei Kindern**
1.600	**Motorik-, Gedächtnis- und Aufmerksamkeitsstörungen bei Schulkindern**
1.000	Salzburger Vorsorgewert 1998 (Summe GSM in Freien), **Im EEG nachweisbare Hirnstromveränderungen, Störungen des Immunsystems**
800	**Gestörter Calcium-Ionen-Austausch**
660	Grenzwert Italien: Nur Venedig
200	**Signifikanter Anstieg von Krebs im Kindesalter**
10	Salzburger Vorsorgewert 2002 (Summe GSM im Freien)
4	**Signifikante Verschlechterung der Schlafqualität**
1	Salzburger Vorsorgewert 2002 (Summe GSM im Haus)
0,1	Salzburger Vorsorgewert 2002 (DECT-Schnurlostelefon)
0,1-10	Deutschland: Baubiologischer Richtwert für Schlafbereiche nach SBM-2008: schwach auffällig [21]
- 0,001	Optimale Funktion eines D- oder E-Netz-Handys gewährleistet!

Beim Betrachten dieser Werte kommen sicher auch bei Ihnen Fragen auf. Selbst jedes Schulkind würde fragen: *„Vertragen die Deutschen denn mehr als die Chinesen oder die Russen? Haben die denn einen anderen Körper? Und sollen uns die Grenzwerte nicht vor dem Kranksein schützen? Ja, wie ist es mit uns Kindern, die wir doch ganz besonders empfindlich sind und noch viel länger mit diesen Strahlungen leben müssen als Ihr Erwachsenen? Wer schützt uns eigentlich vor diesen schädlichen Strahlungen?"*

Die Verordnung, in denen die gesetzlichen Grenzwerte festgesetzt sind, ist die 26. BImSchV, die Sechsundzwanzigste Verordnung zur Durchführung des Bundesimmissionsschutzgesetzes. Die darin für den Mobilfunk aufgestellten Grenzwerte, die Menschen vor gesundheitlichen Gefahren schützen sollten, beruhen auf der Erkenntnis, dass die Energie hochfrequenter elektromagnetischer Strahlung im menschlichen Körper in Wärme umgewandelt wird (wie im Mikrowellenherd die Wellen die Nahrung erhitzen). Wenn ein bestimmtes Maß überschritten wird, ist dies für die menschliche Gesundheit nicht zuträglich. Dazu wurde eine maximal zulässige spezifische Absorptionsrate (SAR) festgelegt.
Zur direkten Messung wird ein standardisiertes Phantom-Modell des menschlichen Kopfes benutzt. Die Oberfläche besteht aus einer 2 – 3 mm dicken Kunststoffschale. Der Phantomkopf ist mit einer speziellen Flüssigkeit gefüllt. Aus der dort gemessenen Erwärmung wurden als zulässiger Höchstwert für die Erwärmung im Kopf-Rumpf-Bereich die spezifische Absorptionsrate von 2,0 W/kg festgelegt und daraus die angegebenen Grenzwerte abgeleitet.
Die 1998 erfolgte Festlegung der Grenzwerte beruht also auf der Annahme, dass es außer der längst bekannten Wärmewirkung keine anderen Wirkungen auf den menschlichen Organismus gäbe. Die sogenannten athermischen Wirkungen, also die Folgen der Bestrahlung außerhalb des Wärmeeinflusses, die unterhalb der festgelegten Grenzwerte liegen, sind völlig unberücksichtigt geblieben. Unser Körper besteht aber nicht aus toter Materie, sondern aus lebenden Zellen, die große und kleine Moleküle mit elektrischen Ladungen enthalten! In unserem Körper laufen viele physiologische Vorgänge ab – z. B. die Nervenleitung –, die auf elektrischen bzw. auf elektrochemischen Prozessen beruhen. Und diese Prozesse werden durch den hochfrequenten Elektrosmog massiv gestört! [1, S. 29ff]
Der bekannte Baubiologe Herr Wolfgang Maes aus Neuss drückte es in seinem Vortrag so aus: *„Der Laie überblickt dies komplexe Spiel nur schwer. Er meint, Grenzwerte hätten was mit biologischem Schutz zu tun.*

Aber zwischen thermischen und biologischen Effekten klafft ein Abgrund von 1 zu 10.000. Erst ab einer Strahlungsstärke von über 10 Millionen Mikrowatt pro Quadratmeter ist mit einer leichten Aufheizung von Körpern bzw. Körperteilen von 1 Grad zu rechnen. Aber im Bereich von 1000 $\mu W/m^2$ wurde bereits eine Palette von unguten biologischen Reaktionen nachgewiesen. Neurologische, kognitive, hormonelle, immunologische oder zelluläre Störungen und Schädigungen fand man weit unterhalb der Grenzwerte, wie gesagt: 1 zu 10.000. Von Befindlichkeitsstörung, Schlafproblemen und anderen Beschwerden ganz zu schweigen. Wenn Sie Ämter, die Telekom oder Bitkom fragen, ob es wegen des Sendemastes neben dem Haus oder des DECT-Telefons auf dem Nachttisch bzw. des WLAN-Routers auf dem Schreibtisch Gesundheitsrisiken geben könnte, dann denken Sie an Kopfweh, Nachtschweiß und die depressive Verstimmung, an die Hyperaktivität des Sohnes und die Leukämie des Töchterchens oder auch nur an Vorsorge. Und Sie kriegen die Antwort: "Alles in Ordnung, keine Gefahr." Damit ist Ihre Frage nicht beantwortet, denn gesagt wurde eigentlich: "Sie werden nicht warm."“ [20, S. 10]

„Was ist darüber hinaus mit Wechselwirkungen mit anderen Belastungen? ... In der Mathematik ist 1+1=2, in der Biologie kann 1+1= 20 sein. Asbest ist schlimm, Rauchen auch, beides zusammen ist nicht doppelt, sondern zigfach so riskant. Ähnliches gilt für Elektrosmog plus Amalgam, Elektrosmog plus Pilze, Elektrosmog plus Krebs.“ [20, S. 7]

In der Broschüre ZELLEN IM STRAHLENSTRESS heißt es dazu unter der Überschrift *Der strahlenresistente Mensch – das konstruierte Konsumobjekt:* „Die Wärme als Maßstab der Gefährlichkeit zu nehmen, wäre so, als würde man die Dosis, Wirkung und Höhe radioaktiver Strahlung bei einem Atomkraftwerk-Angestellten mit einem Fieberthermometer statt dem Geigerzähler und einem Spezialdosimeter messen und bewerten.“ [3, S. 13]

Sieben Methoden zur Manipulation der öffentlichen Meinung über die Risiken des Mobilfunks [26, Seite 1]	
Methode 1:	**Offene Fälschungen**
Methode 2:	**Forschung verhindern**
Methode 3:	**Verschweigen**
Methode 4:	**Offene Fragen ignorieren**
Methode 5:	**Die scheinlogische Täuschung**
Methode 6:	**Diffamierung und Rufmord**
Methode 7:	**Psychologisierung**

Das folgende Gleichnis zeigt dramatisch, was herauskommt, wenn Physiker und nicht Ärzte eine Gefahr für den menschlichen Körper bewerten:

Ein Physiker erklärt die Natur:

DER KÖSTLICHE FLIEGENPILZ

Beim Schulausflug wandert der Physiklehrer mit seiner Klasse in den Alpen. Die Schülerin Anna bringt einen riesengroßen Fliegenpilz. Entsetzt ruft ein Mitschüler: „An diesem Pilz kannst du sterben!" Beruhigend greift der Physiklehrer ein. In die rechten Hand nimmt er einen ca. 1 kg schweren kantigen Felsbrocken, in die linke Hand den prallen Fliegenpilz:

„Kinder, was geschieht, wenn ich diesen Stein aus einem Meter Entfernung dem Bruno an den Kopf werfe? Richtig, er blutet, er kann sogar tot sein, wenn es ihn an der Schläfe trifft. Was ist die Ursache? Die Gewalt, die spitzige Kante, physikalisch ausgedrückt: die beschleunigte feste Materie hat eine große Energie. Was ist aber, wenn ich den Fliegenpilz an den Kopf werfe? Nicht viel, er zerbricht vielleicht, und Brunos Schläfe ist dreckig. Fazit: Der Fliegenpilz ist nach den Gesetzen der Physik ungefährlich. Er hat nicht die Energie, um Menschen zu schaden.

Alle sind beruhigt. Anna nimmt den schönen Pilz mit und kocht daraus ein Pilzgericht für ihre zwei Freundinnen. Zwei Stunden später müssen die drei mit dem Notarzt ins Krankenhaus. Der Physiklehrer kann sich das nicht erklären: Nach den Gesetzen der Physik ist dieser Pilz schließlich harmlos. [26, S. 9]

„Es ist erstaunlich, dass die Vertreter der thermischen Wirkungen der EMF-Strahlungen in den letzten 40 Jahren nichts dazugelernt haben. Die falsche Auffassung wirkt sich in Europa und in den USA auf Grenzwerte aus, die keine Schutzfunktion beanspruchen können. Sie wirkt sich auf Forschungsprojekte aus, die nur kurzzeitige Untersuchungen durchführen. Sie wirkt sich auf eine Politik aus, die Entwarnung gibt, wo Warnungen notwendig wären.

Und sie wirkt sich schließlich auch auf eine Rechtsprechung aus, die falsche Urteile fällt – und innerhalb der gegebenen Rahmenbedingungen gehalten ist, dies zu tun."

[Auszug aus Kapitel 5 aus **„Zu den Folgen der Langzeitwirkungen von Elektrosmog"** von Prof. Dr. med. habil. Karl Hecht;
ISBN 978-3-9812598-4-1; *zu bestellen* über www.info.diagnose-funk.org]

8. Bundesregierung: Weitere Strahlenbelastung der Bevölkerung

Aus der folgenden Antwort der Bundesregierung (Auszug) geht klar hervor, dass die vielfältigen nationalen und internationalen Appelle und Warnungen sowie die erschreckenden Studien und Fakten zu den gesundheitlichen Schädigungen durch den Mobilfunk nicht nur ignoriert, sondern zudem weitere zusätzliche Strahlenbelastungen für die Bevölkerung geschaffen werden:

Deutscher Bundestag Drucksache 17/1709; 17. Wahlperiode; 11.05.2010

Die Antwort wurde namens der Bundesregierung mit Schreiben des Bundesministeriums für Umwelt, Naturschutz und Reaktorsicherheit vom 7. Mai 2010 übermittelt. Die Drucksache enthält zusätzlich – in kleinerer Schrifttype – den Fragetext.

Antwort der Bundesregierung auf die Kleine Anfrage der Abgeordneten Sylvia Kotting-Uhl, Tabea Rößner, Krista Sager, weiterer Abgeordneter und der Fraktion BÜNDNIS 90/DIE GRÜNEN – Drucksache 17/1487 – Auswirkungen auf Umwelt, Gesundheit und Funktechnik durch die Nutzung neuer Mobilfunkfrequenzen und die geplante Einführung des neuen Mobilfunkstandards Long Term Evolution (LTE)

Vorbemerkung der Fragesteller

Die Bundesnetzagentur versteigert seit dem 12. April 2010 Frequenzen in den Bereichen 800 MHz, 1,8 GHz, 2 GHz und 2,6 GHz. Als Bieter sind die Netzbetreiber Deutsche Telekom, Vodafone, O2 und E-Plus zugelassen. Der Zuschlag soll mit der Auflage verbunden werden, noch bestehende Funklöcher zu schließen. Das bedeutet, dass vor allem in ländlichen Regionen die Nutzung der neuen Frequenzen mit einem weiteren Ausbau der Mobilfunknetze einhergehen wird. Damit könnte es zur Erhöhung der allgemeinen Strahlenexposition durch hochfrequente elektromagnetische Strahlung für die Bevölkerung kommen.

Die zur Versteigerung stehenden Frequenzen sollen die Grundlage für den neuen Übertragungsstandard Long Term Evolution (LTE) bilden. Mit diesem neuen Standard soll die dritte Mobilfunkgeneration UMTS abgelöst werden. LTE ist auf schnelle Datenübertragung ausgerichtet und ermöglicht ein bis zu 100-mal schnelleres Downloadtempo als DSL-Anschlüsse.

Das Bundesamt für Strahlenschutz (BfS) weist mit einer aktuellen Meldung zu der Versteigerung der Mobilfunkfrequenzen (www.bfs.de) darauf hin, dass die jetzt zur Versteigerung stehenden Frequenzen an die bisher genutzten und erforschten Frequenzen anschließen, und geht davon aus, dass deshalb „für mögliche biologische Wirkungen keine wesentlichen Unterschiede zu den bisher genutzten Mobilfunkfrequenzen zu erwarten sind". Gleichzeitig weist das BfS auf den bestehenden Forschungsbedarf zu Auswirkungen auf den kindlichen Organismus und zur Langzeitwirkung hin und empfiehlt erneut als Vorsorgemaßnahme, die individuelle Strahlenbelastung so gering wie möglich zu halten. Des Weiteren fordert das BfS im Zusammenhang mit der Ausschreibung zusätzlicher Frequenzen für neue Funktechnologien, dass wesentliche Eigenschaften dieser neuen Techniken so rechtzeitig bekannt gegeben werden, dass die Wissenschaft und der Strahlenschutz Gelegenheit haben, vor der Einführung ihre Gesundheitsverträglichkeit zu bewerten.

Unklar ist bisher, ob die Bundesregierung beabsichtigt, Erlöse aus der Versteigerung zur weiteren Erforschung von möglichen Umwelt- und Gesundheitsschäden oder für die Erforschung von Emissionsminderungstechnologien einzusetzen. …

1. Wird es nach derzeitigem Erkenntnisstand durch die Vergabe der neuen Frequenzen zur Erhöhung der allgemeinen Strahlenexposition durch hochfrequente elektromagnetische Strahlung für die Bevölkerung kommen?

Durch die Vergabe der neuen Frequenzen soll vor allem der Ausbau der breitbandigen, drahtlosen Internetversorgung („mobiles Internet") gefördert werden. Die dafür zu nutzende Technologie wird den zukünftigen Lizenzinhabern nicht vorgeschrieben. Der neue, sehr effiziente Übertragungsstandard Long Term Evolution (LTE) wird aber eine wesentliche Rolle spielen. Unabhängig von der Technologie wird es zur Errichtung neuer Funkanlagen/Netze kommen, so dass von einer Zunahme der Gesamtexposition der Bevölkerung auszugehen ist. Trotz dieses Anstiegs ist zu erwarten, dass wie bisher die Gesamtimmission nur einen Bruchteil des Grenzwertes der 26. BImSchV (Sechsundzwanzigste Verordnung zur Durchführung des Bundesimmissionsschutzgesetzes) erreicht.

2. Wenn ja, wie stark würde diese Erhöhung in der Regel und im Höchstfall voraussichtlich ausfallen?

Der Bundesregierung liegen derzeit nur wenige Informationen darüber vor, welche Technologien von den Betreibern zukünftig eingesetzt werden bzw. welche Emissionen von den neuen Funkanlagen ausgehen

werden oder welche Anzahl neuer Sendeanlagen erforderlich sein wird. Deshalb ist die konkret zu erwartende Erhöhung der Exposition der Bevölkerung derzeit durch die Bundesregierung nicht abschätzbar. Es gelten aber weiterhin die gesetzlichen Grenzwerte der 26. BImSchV für die Summe aller elektromagnetischen Felder.

3. Sind Unterschiede in der Exposition zwischen ländlichen und städtischen Gebieten zu erwarten?

Abhängig davon, ob primär ein verstärkter Ausbau von Internetzugängen in bislang unterversorgten Gebieten oder in Gebieten mit erwarteten hohen Nutzerzahlen erfolgen wird, kommt es zumindest mittelfristig zu unterschiedlichen Mehrbelastungen in den jeweiligen Gebieten, wobei die gesetzlichen Grenzwerte immer eingehalten werden. Exakte Angaben sind der Bundesregierung erst nach Bekanntgabe der Netzplanungen der Betreiber möglich.

4. Welche Auflagen werden den kommenden Frequenzinhabern gemacht, damit diese möglichst strahlungsarme Technologien anwenden und strahlungsarme Ausbauszenarien umsetzen?

Die Planung und der Aufbau eines Funknetzes liegen, unter Beachtung der gültigen Rechtsvorschriften, in der Verantwortung des Netzbetreibers. Die Frequenzzuteilungsnehmer haben die Verpflichtung, vor der Inbetriebnahme jeder Basisstation, sofern diese eine äquivalente isotrope Strahlungsleistung von 10 Watt und mehr aufweist, eine Standortbescheinigung bei der Bundesnetzagentur zu beantragen. Die gesetzlichen Grenzwerte der 26. BImSchV sind dabei einzuhalten.

5. Wenn keine Auflagen vorliegen, warum verzichtet die Bundesregierung darauf, einen möglichst strahlungsarmen Ausbau von weiteren Mobilfunknetzen sicherzustellen?

Das von der Bundesnetzagentur in Zusammenarbeit mit den Landesumweltministerien durchgeführte EMF-Monitoring (Monitoring elektromagnetischer Felder) hat gezeigt, dass bundesweit die Grenzwerte der 26. BImSchV für Mobilfunksendeanlagen ganz erheblich unterschritten werden. Nach derzeitigen Erkenntnissen ist auch durch die neuen mobilen Nutzungen von keiner Änderung dieser Einschätzung auszugehen.

6. Besteht die Möglichkeit einer gemeinsamen Netznutzung für die Unternehmen, die die Frequenzen erwerben?

Eine gemeinsame Nutzung von Netzelementen, wie z. B. Grundstücken, Masten, Antennen, Kabeln ist regulatorisch möglich und erfolgt bereits.

Weitergehende Formen der gemeinsamen Netznutzung sind grundsätzlich möglich, sofern sie wettbewerblich unbedenklich sind.

7. Wenn nein, warum hat die Bundesregierung diese Möglichkeit der Strahlungsminimierung nicht genutzt?

Vergleiche Antwort zu Frage 6.

8. Wurden vor der Ausschreibung der neuen Frequenzen die wesentlichen Eigenschaften der in Frage kommenden Technologien so rechtzeitig bekannt gegeben, dass Wissenschaft und der Strahlenschutz dazu Stellung nehmen konnten, und wie wurde deren Gesundheitsverträglichkeit von Wissenschaft und Strahlenschutz bewertet?

Der Bundesregierung sind die möglichen in Frage kommenden Technologien im Wesentlichen bekannt. Es liegen jedoch keine Kenntnisse darüber vor, welche technologischen Lösungsmöglichkeiten tatsächlich zum Einsatz kommen, in welchem Umfang neue Netze (Sendeanlagen) errichtet, und wie die teilweise variablen Parameter (z. B. die Leistung) gewählt werden.

Zur Bewertung der gesundheitlichen Wirkung der neuen Technologien sind insbesondere die verwendeten Frequenzen von Bedeutung. Diese sind bekannt und unterscheiden sich nicht von den bereits intensiv untersuchten elektromagnetischen Feldern. Im Rahmen des 2008 abgeschlossenen Deutschen Mobilfunk Forschungsprogramms (DMF) wurden mögliche gesundheitliche Risiken sowie grundsätzliche biologische Wirkungen und Mechanismen der beim Mobilfunk verwendeten hochfrequenten elektromagnetischen Felder untersucht. Der im Rahmen des DMF untersuchte Frequenzbereich wurde bewusst breit gefasst und ging in einigen Studien über die aktuell für den Mobilfunk genutzten Bereiche hinaus. Damit wurde das Ziel verfolgt, dass die Ergebnisse zu den grundsätzlichen biologischen Wirkungen und Mechanismen Aussagekraft für das gesamte Frequenzspektrum der Telekommunikation haben, und es ermöglichen, auch die Wirkungen zukünftiger technischer Entwicklungen zu bewerten. Aus den Ergebnissen des DMF lassen sich deshalb Schlussfolgerungen auf die möglichen gesundheitlichen Risiken durch die elektromagnetischen Felder der aktuell versteigerten Frequenzbänder ziehen: Da diese Frequenzbänder eng bei den derzeit für den Mobilfunk und für andere Funktechnologien genutzten Frequenzbereichen liegen, ist nicht zu erwarten, dass sich ihre biologisch-medizinischen Wirkungen grundsätzlich unterscheiden. Das bedeutet insbesondere, dass die Feststellung, dass gesundheitsschädliche

Wirkungen bei Einhaltung der Grenzwerte bisher nicht nachgewiesen werden konnten, auch für diese Frequenzen Gültigkeit hat.

9. Welche wissenschaftlichen Studien zur Gesundheitsverträglichkeit zum anvisierten neuen Mobilfunkstandard LTE liegen der Bundesregierung bisher vor?

Der Bundesregierung liegen derzeit keine konkreten Studien zu LTE vor. Allerdings sind die wesentlichen Parameter von LTE, soweit sie bislang bekannt sind, dem UMTS-Standard sehr ähnlich, weshalb eine erste gesundheitliche Bewertung anhand der Ergebnisse des DMF möglich ist (vgl. Antwort zu Frage 8).

10. Welche Stellungnahmen des Strahlenschutzes liegen der Bundesregierung zum anvisierten neuen Mobilfunkstandard LTE vor?

Der Bundesregierung liegt eine Stellungnahme des Bundesamtes für Strahlenschutz (www.bfs.de/de/elektro/papiere/neue_mobilfunkfrequenzen.html) vor. „Diese Frequenzen grenzen an die bisher für den Mobilfunk genutzten und im Deutschen Mobilfunk-Forschungsprogramm (DMF) erforschten Frequenzbänder. Für mögliche biologische Wirkungen sind daher keine wesentlichen Unterschiede zu den bisher genutzten Mobilfunkfrequenzen zu erwarten: Das Deutsche Mobilfunk-Forschungsprogramm hatte gezeigt, dass es innerhalb der gültigen Grenzwerte keine Hinweise auf eine schädigende Wirkung des Mobilfunks gibt.

Allerdings sieht das Bundesamt für Strahlenschutz noch Forschungsbedarf für mögliche Auswirkungen auf Kinder – ihr Organismus ist besonders empfindlich – und im Bereich der Langzeitwirkung. Hier ist eine abschließende Bewertung noch nicht möglich, da die Technologie dafür noch nicht lange genug im Einsatz ist. Studien mit Kindern unterliegen zudem engen ethischen Grenzen.“

11. Wird die Bundesregierung einen Teil der bei der Versteigerung eingenommenen Gelder für Forschungsprogramme zur Klärung biologischer Wirkungen von Funktechnologien auf Mensch und Umwelt einsetzen?
Wenn nein, warum nicht?

Nach dem Grundsatz der Gesamtdeckung gemäß § 8 der Bundeshaushaltsordnung stehen dem Bund grundsätzlich alle Einnahmen zur Deckung seines gesamten Ausgabebedarfs zur Verfügung. Dies sichert die Flexibilität der Haushaltswirtschaft mit Rücksicht auf die jeweiligen finanz- und gesamtwirtschaftlichen Anforderungen.

12. Wird die Bundesregierung einen Teil der bei der Versteigerung eingenommenen Gelder für die Entwicklung und Umsetzung alternativer und strahlungsarmer Kommunikationstechnologien sowie zur Förderung des Ausbaus von Glasfasernetzen einsetzen, um so die Strahlungsexposition zu minimieren? Wenn nein, warum nicht? [- keine Antwort -]

13. Wird die Bundesregierung einen Teil der bei der Versteigerung eingenommenen Gelder für andere Maßnahmen zur Senkung der Strahlenexposition einsetzen? Wenn nein, warum nicht?

Vergleiche Antwort zu Frage 11.

[Die Fragen 14 – 17 mit zugehörigen Antworten wurden weggelassen. Der Gesamttext ist nachzulesen unter http://dipbt.bundestag.de/dip21/btd/17/017/1701709.pdf]

10.000 Euro Belohnung für 10-Tage-Bestrahlungs-Test

Anlässlich des ‚Bürgerforums Elektrosmog' im Oktober 1999 lockte der Dachverband der Bürgerinitiativen ‚Bürgerwelle' [siehe http://www.buergerwelle.de/] mit einem Angebot:

Wir setzen 10.000 Euro dafür aus, dass sich Verantwortliche aus der Funkbranche, Politik oder Strahlenschutzgremien nur 10 Tage lang der Strahlung aussetzen, wie sie für die Bevölkerung lebenslang zulässig ist. Wenn während oder nach der Exposition keine gesundheitlichen Probleme auftreten, erhalten Sie das Geld."

[15, S. 453]

Es meldete sich keiner!

Wir Bürger aber – die Ungeborenen und Schwangeren, die Babys und Kleinkinder, die Kinder und Jugendlichen, die Teenies und Twens, die Frauen und Männer, die Kranken und Gesunden, die Alten und Gebrechlichen – dürfen ein Leben lang – Tag für Tag, Nacht für Nacht, Woche für Woche, Monat für Monat, Jahr für Jahr, Jahrzehnt für Jahrzehnt – mit einer Strahlungsdichte von bis zu 10.000.000 (zehn Millionen) Mikrowatt pro Quadratmeter (µW/m²) bestrahlt werden, ganz real, ganz legal und wie oft schon letal!!!

9. Immer mehr elektrosensible Mitmenschen

Wenn Sie von elektrosensiblen Mitmenschen hören, kommt vielleicht der Gedanke bei Ihnen auf: *Na ja, die vertragen eben nicht so viel, irgendwie sind die schwach!* Doch das kann ein Trugschluss sein! Manche elektrosensible Mitmenschen waren schon so viel und so lange dem hochfrequenten Elektrosmog ausgesetzt, dass es dem Körper einfach reicht. Er ist schon so hochgradig geschädigt, dass er selbst auf niedrigere Strahlungsdichten, mit denen er früher noch zurechtkam, allergisch reagiert. Es sei erinnert:

Wirkung der Strahlung = Intensität x Zeitdauer

Was bedeutet das nun für Sie? Auch Sie können eines Tages zu den elektrosensiblen Mitmenschen gehören, wenn das Maß Ihrer Verträglichkeit voll ist! Deshalb der gut gemeinte Rat: Fangen Sie bereits jetzt an, sich vor der Strahlung zu schützen, selbst wenn Sie bisher alles gut vertragen haben! Hinzu kommt, dass es zahlreichen Menschen mit verschiedensten gesundheitlichen Problemen nicht bewusst ist, dass genau der Elektrosmog die Wurzel dafür ist.

In der Tageszeitung (TAZ) vom 07.01.2009 stand in dem Artikel „Überleben im Funkloch" folgende Meldung: *„In Deutschland reagieren laut einer Erhebung des Bundesamts für Strahlenschutz (BfS) aus dem Jahr 2006 etwa 6 Prozent der Bevölkerung mit Krankheitssymptomen auf hochfrequente Strahlung. Tendenz steigend. Derzeit seien mehrere tausend Menschen auf der Flucht vor den Strahlen, so eine interne Studie des Amtes. Eine Minderheit, die wächst und in der vernetzten Welt immer weniger Schutzräume findet."* [3, S. 4; 6% der Bevölkerung sind immerhin fast 5 Millionen Mitmenschen!]

In der **Resolution 1815 des Europarates** vom Mai 2011 (s. auch S. 75) wird unter 8.1.4 gefordert, dass besondere Aufmerksamkeit den elektrosensiblen Personen gewidmet wird und dass spezielle Maßnahmen zu deren Schutz veranlasst werden, einschließlich der Errichtung strahlungsfreier Gebiete.

Das Buch **„Ein schönes Gefängnis – Auf der Flucht vor Elektrizität und Mobilfunkstrahlung"** der schwedischen Autorin Gunilla Ladberg wurde im Juli 2010 von der Bürgerwelle Schweiz herausgegeben. Es *„handelt von Erwachsenen und Kindern, die empfindlich auf Elektrizität und Funkstrahlung reagieren und deshalb ihre Häuser, Arbeitsplätze und Schulen aufgeben mussten. Sie leben heute meist isoliert an abseits gelegenen Orten oder im Wald. Was sie dort der Autorin aus ihrem Leben erzählten, macht den Hauptteil des berührenden Buches aus. Diese Menschen sind ja nur die Spit-*

ze des Eisbergs. Zahllose weitere Betroffene versuchen unauffällig ihren Alltag durchzustehen, indem sie die Symptome tapfer ertragen und die schlimmsten Strahlungsbelastungen möglichst vermeiden. Und viele, viele sind sich noch gar nicht bewusst geworden, dass ihre Symptome auch mit Funkstrahlung zusammenhängen könnten." [24]

Also warten Sie bitte nicht erst, bis Sie elektrosensibel geworden sind! Klären Sie Ihre Strahlenbelastung zu Hause und/oder am Arbeitsplatz schon jetzt und ergreifen Sie vorbeugend Schutzmaßnahmen! Hierzu ein alarmierendes Beispiel aus Gaildorf:

„*Ein 13-jähriges gesundes Mädchen war mit seinen Eltern im Juni 1997 in ein ehemaliges Forsthaus gezogen. Es spielte häufig mit den Nachbarskindern auf einem ca. 50 m entfernten Bauernhof. Schon nach kurzer Zeit litt das Kind unter Schlafstörungen und Kopfschmerzen, Müdigkeit, Schwäche, Gleichgewichtsstörungen, Appetitlosigkeit und Benommenheit traten hinzu und hatten Fehlen und Leistungsabfall in der Schule zur Folge. Am ganzen Körper zeigten sich Schwellungen der Lymphknoten. Starke Blutbildveränderungen wurden festgestellt; es bestand Verdacht auf Leukämie.*
Bei der Mutter, die im vierten Schwangerschaftsmonat war, traten zwei Wochen nach dem Einzug vorzeitige Wehen auf. Zwischen August 1997 und Januar 1998 musste sie mit kurzen Unterbrechungen stationär behandelt werden. Das Kind kam zu den Großeltern – die Symptome verschwanden. Als das Kind nach Geburt einer gesunden Schwester im Januar 1998 wieder nach Hause zurückgekehrt war, traten die früheren Symptome erneut auf. Doch auch die neugeborene Schwester litt erkennbar. Sie schrie Tag und Nacht: ihr Körper war angespannt und verkrampft.
Eine Untersuchung von Holz- und Staubproben ergab keine Hinweise auf Schadstoffbelastungen. Im Mai 1998 machte ein Arzt die Familie aufmerksam, dass ein Mobilfunksender neben dem Bauernhof für die Beschwerden verantwortlich sein könnte.
Die Familie verließ das Haus und nahm eine neue Wohnung. Der Säugling hörte auf zu schreien; die Muskeln lockerten sich. Die ältere Schwester war nach zwei Monaten wieder beschwerdefrei, ihr Blutbild in Ordnung. ***Geblieben ist der heutigen Studentin eine hohe Empfindlichkeit gegenüber elektromagnetischen Feldern, die sie in hochfrequenzexponierten Hörsälen nach wenigen Stunden erschöpft und handlungsunfähig macht****. Die dritte Schwangerschaft der Mutter im Jahr 2000 verlief unauffällig.*" [9, S. 11]

Hilfreiche Hinweise zur Behandlung von Elektrosensibilität

Der medizinische Direktor der weltberühmten Schweizer Paracelsus-Klinik Herr Dr. Thomas M. Rau nimmt Stellung zu der Gefahr durch Elektrosmog: „Elektromagnetische Belastung" – ein unsichtbarer Faktor für viele Krankheiten (10.02.2009; Fortsetzung des Zitats von S. 21): *„Vor allem, so sagt Dr. Rau, sei es bei der Feststellung von Symptomen einer „Elektrosensibilität" wichtig, die „Hot Spots" im Kopf, die durch das Vorhandensein von Metallfüllungen hervorgerufen werden, zu entfernen. Zu beachten ist dies nicht nur für den neurotoxischen Aspekt von Quecksilber in Zahnfüllungen, dessen Schädlichkeit zunehmend anerkannt wird, sondern weil die Füllungen selbst beim Vorhandensein von elektromagnetischen Feldern durch Mobiltelefone, Mobilfunkanlagen, WLAN-Netzwerke, Schnurlostelefone und andere Quellen von hochfrequenter Strahlung als Antennen wirken. Rau sagt, die Entfernung von Zahnfüllungen kann ein wichtiger Schritt sein, um die Elektrosensibilität zu reduzieren, sodass die Menschen in ihren Häusern wohnen bleiben können, was andernfalls nicht mehr möglich gewesen wäre.*
Es konnte anhand von Nährböden gezeigt werden, dass sich nützliche Bakterien beim Vorhandensein von elektromagnetischen Feldern langsamer vermehren, sagt Rau, sodass pathologische Organismen die Überhand gewinnen. Darum setzen wir bei elektrosensiblen Patienten oder bei solchen, die an chronischen Krankheiten leiden, ein Therapie ein, die zielgerichtet Probiotika und andere biologische Mittel verabreicht, wodurch die Darmflora wieder ins Gleichgewicht gebracht werden kann. Viele Menschen mit chronischen Infekten, die oft mit EMF-Expositionen zusammenhängen (z. B. Borreliose), sind nach einem zielgerichteten Ausgleichsprogramm, das die Mikroorganismen wieder ins Gleichgewicht bringt, symptomfrei. Elektrosensibilität, ursprünglich als ***Mikrowellenkrankheit*** *bekannt, führt zuweilen zu einer starken Schwächung, die durch diese und andere deregulierenden Effekte elektromagnetischer Felder hervorgerufen wird. Elektrosensibilität, die mit vielen anderen akuten und chronischen Krankheitszuständen in Zusammenhang steht, ist ein ernstzunehmendes globales Gesundheitsproblem und ein Gebiet, auf dem die meisten Ärzte keine Schulungspraxis haben."* [14]

Der Facharzt **Dr. med. Wolf Bergmann** aus Freiburg gibt in seinem Artikel *„Elektrosensibilität – Wie erkennen? Wie behandeln?"* wertvolle Hinweise und Tipps, siehe unter www.diewellenbrecher.de/pdf/drbergmann.pdf.
Der Verein "**Bürger gegen Elektrosmog e.V**." Sektion "Die Wellenbrecher - Deutschland", 91211 Hersbruck, Postfach 0248, hilft auf seiner Internetseite www.diewellenbrecher.de mit äußerst hilfreichen Informationen.

10. Eine Analyse der Europäischen Umweltagentur: „SPÄTE LEHREN AUS FRÜHEN WARNUNGEN“

Dieses vom Umweltbundesamt veröffentlichte Buch analysiert Katastrophen der Vergangenheit, die Millionen von Menschen das Leben kosteten. [32] Es wurde geschrieben, um Lehren zu ziehen, wie mit den kontroversen Themen der Gegenwart wie Klimaveränderung, **Mobilfunk** und Genveränderte Organismen umzugehen ist. Zu den Katastrophen kam es, weil frühzeitige Warnungen – und selbst noch laute und späte Warnungen – von den Entscheidungsträgern wegen kurzfristiger wirtschaftlicher und politischer Interaktionen willentlich ignoriert wurden. Das Vorsorgeprinzip wurde komplett dem Profit untergeordnet. Die Ablaufphasen dieser Katastrophen:

Phase 1: Produktakzeptanz und Euphorie: Ein neues Produkt kommt ungetestet auf den Markt, wird überschwänglich vermarktet.

Phase 2: Frühe Warnungen: Erste Entdeckung der Schädlichkeit des Produkts: Unabhängige Wissenschaftler, betroffene Bevölkerungssteile stellen Gesundheitsschäden fest u. fordern die Behörden zum Eingreifen auf.

Phase 3: Werbe- und Verharmlosungsoffensive der Industrie: Die produzierende Industrie und ihre Verbände bestreiten dies pauschal. ...

Phase 4: Unbedenklichkeitsgutachten: Korrumpierte [bestochene] Wissenschaftler treten mit Gegengutachten auf.

Phase 5: Realitätsschock: Laute Warnungen: Berichte über Kranke und über Todesfälle mehren sich, eine Protestbewegung entsteht.

Phase 6: Staatlicher Betrug – und Unterdrückung: Die Regierung zweifelt die Zusammenhänge von Produkt und Opfern an, beruft sich auf die entwarnenden Gutachten. Kritische Beamte und Wissenschaftler bekommen Publikations- und Redeverbot, werden unter Druck gesetzt ...

Phase 7: Priorität: Wirtschaftsinteressen: Regierungsintern wird der Vorrang der Industrie- vor Gesundheitsinteressen festgelegt und Schweigen vereinbart. Die Industrie hält sich zurück und beruft sich auf die Regierung. ...

Phase 8: Verwirrung stiften: Die Regierung behauptet weiter, bedenkliche Erkenntnisse lägen nicht vor, die Grenz- und Schwellenwerte garantierten Sicherheit. ... Die Industrie versucht, unabhängige Forschung zu verhindern.

Phase 9: Späte Warnungen: Paralyse durch Analyse: Man spielt auf Zeit. Regierung und Industrie leiten mit großem Presseaufwand Forschungen ein, sie stellen eine „Paralyse durch Analyse“ her. Kurzzeituntersuchungen werden präsentiert, die das Ergebnis haben, „dass Bedenken hinsichtlich der (bekannten) Risiken völlig unbegründet sind.“

Phase 10: Katastrophen – Verbot des Produkts: Viele Tote ... [11, S. 37]

11. Negative Prognose über Gesundheitsschäden von Kindern und Jugendlichen wird zur Realität!

Weltweit Aufsehen erregte der Appell der RCNIRP im Jahre 2008, in dem hochrangige russische Wissenschaftler schwere Gesundheitsschädigungen der jungen Generation durch den Handygebrauch und die Mobilfunkstrahlung prognostizierten (siehe S. 44/45).

Die neue Resolution des Russischen Nationalen Komitees zum Schutz vor Nicht-Ionisierender Strahlung (RNCNIRP) mit dem Titel **„Elektromagnetische Felder von Handys: Gesundheitliche Auswirkung auf Kinder und Jugendliche“** von 2011 geht nun noch einen Schritt weiter. Die RNCNIRP legt in der Resolution dar, dass die medizinische Statistik und nationale und internationale Forschungsergebnisse darauf hinweisen, dass jetzt schon Schädigungen nachweisbar sind, die mit großer Wahrscheinlichkeit auf die Handynutzung zurückzuführen sind. In der neuen Resolution stellt sie fest:

„Leider haben statistische Daten, die 2009 und 2010 von ROSSTAT und der UNICEF veröffentlicht wurden, aufgezeigt, dass es seit dem Jahr 2000 eine kontinuierliche Zunahme von Kinderkrankheiten gab, die von dem RNCNIRP als „mögliche Krankheiten“ aufgrund von Handynutzung identifiziert wurden. Besonders besorgniserregend ist die Zahl der Erkrankungen unter jungen Menschen zwischen 15 und 19 Jahren. (Es ist sehr wahrscheinlich, dass die meisten von ihnen schon seit einem langen Zeitraum Handys benützen). Verglichen mit 2000 ist die Zahl der **Störungen des zentralen Nervensystems** unter 15-17 jährigen Jugendlichen um **85%**, die Anzahl der Personen mit **Epilepsie oder epileptischen Erkrankungen um 36%**, die Zahl der Fälle von **„geistiger Entwicklungsverzögerung“ um 11%** und die **Zahl der Bluterkrankungen und der Störungen des Immunsystems um 82%** gestiegen. In einer Gruppe von Kindern von unter 14 Jahren gab es eine **64-prozentige Zunahme der Zahl der Blutkrankheiten und der Störungen des Immunsystems** und eine **58-prozentige Zunahme bei neurologischen Störungen**. **Die Anzahl der Patienten im Alter von 15 bis 17 Jahren, die wegen Störungen des zentralen Nervensystems Sprechstunden aufsuchen und behandelt werden, ist um 72% gestiegen.“**

> „Die Ergebnisse von Langzeitstudien, die von einer Gruppe schwedischer Wissenschaftler durchgeführt wurden, haben ein beträchtlich gestiegenes Hirnkrebsrisiko unter Menschen aufgezeigt, die mit der Handynutzung anfingen, bevor sie 20 Jahre alt waren.“ (Aufruf siehe Seite 80)

Auszüge aus: www.diagnose-funk.org/assets/df_bp_rncnirp-resolution_2011-05-25.pdf
Engl. Original: www.diagnose-funk.org/assets/emfmobilechildren2011-sign.pdf

12. Resolution 1815 des Europarates: Europaweite Wende gefordert

Das höchste beschlussfassende Gremium des Europarates, der Ständige Ausschuss, forderte am 27. Mai 2011 in seinem Beschluss „*Die potentiellen Gefahren durch elektromagnetische Felder und ihre Auswirkung auf die Umwelt*" eine europaweite Wende in der Mobilfunkpolitik. Er übernahm und verabschiedete damit die Resolution 1815 des Umweltausschusses vom 06. Mai 2011. Darin heißt es auszugsweise:

„1. Die Parlamentarische Versammlung hat wiederholt auf die immense Bedeutung der Verpflichtung der Staaten hingewiesen, die Umwelt sowie auch die Gesundheit der Allgemeinheit zu schützen, … … … …

8. In Anbetracht der vorstehend geschilderten Erwägungen empfiehlt die Versammlung, dass die Mitgliedstaaten des Europarates: …

8.3. zum Schutz von Kindern:

8.3.1. innerhalb verschiedener Ministerien (wie z. B. Bildung, Umwelt und Gesundheit) gezielte Informationskampagnen für Lehrer, Eltern und Kinder entwickeln, um diese vor besonderen Risiken durch zu frühes, gesundheits-bedenkliches Dauertelefonieren mit Handys und Geräten, die über Mikrowellentechnologie funktionieren, zu warnen.

8.3.2. alle Handys, DECT-Telefone, WLAN oder WLAN-Systeme an Schulen und in den Klassenräumen verbieten, wie es von einigen regionalen Behörden, medizinischen Verbänden sowie bürgerlichen Vereinen und Initiativen gefordert wird. (Fassung Ständiger Ausschuss, 27.05.2011: Verkabelte Internetverbindungen sollen für Kinder im Allgemeinen bevorzugt werden und im Besonderen in Schulen und Klassenräumen. Der Gebrauch von Mobiltelefonen durch Schüler sollte auf dem Schulgelände streng geregelt werden.) … …

8.4.4. die Zustimmung zu neuen Standorten für GSM, UMTS, WIFI oder WiMax nicht nur ausschließlich nach dem Interesse der Betreiber auszurichten, sondern auch in Absprache mit lokalen und regionalen Gebietskörperschaften wie Gemeinden und Kommunen, Anwohnern und Verbänden betroffener Bürger. … …

8.5.3. den „Frühzeitig warnenden Wissenschaftlern" Beachtung schenken und diese schützen. …"

Vollständiger übersetzter Text siehe

www.diagnose-funk.org/politik/politik-int/europarat-fordert-kurswechsel.php

Englischer Originaltext siehe

http://assembly.coe.int/Mainf.asp?link=/Documents/AdoptedText/ta11/ERES1815.htm

Wichtige Adressen und Abkürzungen

BAUBIOLOGIE MAES Wolfgang Maes, Neuss Sachverständiger für Baubiologie / Journalist DJV	Schorlemerstr. 87, 41464 Neuss Telefon 02131/43741 Fax 44127 mail@maes.de www.maes.de
	Büro in Aachen: Telefon 0241/701009-14 Fax -15
	Büro in Essen: Telefon 0201/1775269 Fax 3203002
Berufsverband Deutscher Baubiologen VDB e. V.	Reindorfer Schulweg 42 21266 Jesteburg Tel: 04181 - 20 39 450 Fax: 04181 - 20 39 451 www.baubiologie.net/
Diagnose-Funk Deutschland Umwelt- und Verbraucherorganisation zum Schutz vor elektromagnetischer Strahlung	Postfach 15 04 48 70076 Stuttgart www.diagnose-funk.de/
Diagnose-Funk Schweiz	CH 8049 Zürich, Giblenstrasse 3 www.diagnose-funk.org/index.php
Dachverband der Bürger & Initiativen zum Schutz vor Elektrosmog	95643 Tirschenreuth, Lindenweg 10 Tel.: 09631-795736 www.buergerwelle.de/
Verein z. Schutz der Bevölkerung vor Elektrosmog	Bismarckstraße 63, 70197 Stuttgart. www.der-mast-muss-weg.de/
Ärzte und Mobilfunk, Kempten	www.aerzte-und-mobilfunk.net/
Kompetenzinitiative zum Schutz von Mensch, Umwelt und Demokratie e. V.	www.kompetenzinitiative.net/index.php www.broschuerenreihe.net/
Mobilfunk Bürgerforum Dachverein im Westen	www.mobilfunk-buergerforum.de/
SAR-Werte von Handys – Strahlungsarme Handys	www.handywerte.de/index.php
Elektrosmog-Messinstrumente	Gigahertz Solutions GmbH Am Galgenberg 12 90579 Langenzenn www.gigahertz-solutions.de/
	Ingenieurbüro Oetzel, 34117 Kassel, Motzstr. 4 www.umweltanalytik.com; Tel.: 0561-26569

Schutz vor Elektrosmog: **Abschirmmaterialien für Neubauten und zur nachträglichen Abschirmung; Abschirmtextilien**	YSHIELD GmbH & Co. KG, Am Schulplatz 2, 94099 Ruhstorf, www.yshield.de
	Gigahertz Solutions GmbH, siehe Seite 75
	Biologa GmbH & Co. KG, 79801 Hohentengen /Stetten, Auf der Dorfstr. 42 www.biologa.de
	www.ohne-elektrosmog-wohnen.de/
	Ingenieurbüro Oetzel, 34117 Kassel, Motzstr. 4 www.umweltanalytik.com; Tel.: 0561-26569
Rollostoffe mit Elektrosmog-Schutz: ES-Protect	www.rollorieper.de/typo3/menue-oben/home.html
Verein für Elektrosensible	www.diewellenbrecher.de/
http://ul-we.de/	Ulrich Weiner, ehemaliger Amateurfunker, elektrosensibel, seine Geschichte und Infos
www.emf-net.ru/ (auf Russisch)	Russisches Nationales Komitee zum Schutz vor Nicht-Ionisierender Strahlung (RNCNIRP)

Abkürzungen

BfS	Bundesamt für Strahlenschutz
Ca	Carzinom = Karzinom = Krebs, bösartiges Geschwulst
DECT	Digital Enhanced Cordless Telecommunications = Digitale, verbesserte schnurlose Telekommunikation
EDGE	**Enhanced Data Rates for GSM Evolution** (**EDGE**) bezeichnet eine Technik zur Erhöhung der Datenübertragungsrate in GSM-Mobilfunknetzen durch Einführung eines zusätzlichen Modulationsverfahrens
EMF	Elektromagnetische Felder
GSM	Global System for Mobile Communications = Globales System für Mobile Kommunikation: Grundlage für D- und E-Netze ***Mobilfunkstandard der 2. Generation (2G)***
LTE	Long Term Evolution, der neue Übertragungsstandard, ***Mobilfunkstandard der 4. Generation (4G)***
SAR	Spezifische Absorbtionsrate
TETRA	Terrestrial Enhanced Trunked Radio: Digitaler Sprech- und Datenfunk für Polizei
UMTS	Universal Mobile Telecommunications System = ***Mobilfunkstandard der 3. Generation (3G)***
WiMax	Nachfolger von WLAN, gepulste Mikrowellen
WLAN	Wireless Local Area Network = Drahtloses lokales Netzwerk

Quellenangaben

1. WARUM GRENZWERTE SCHÄDIGEN, NICHT SCHÜTZEN – ABER AUFRECHTERHALTEN WERDEN, Heft 4 der Schriftenreihe der Kompetenzinitiative zum Schutz von Mensch, Umwelt und Demokratie e. V. ISBN 978-3-9812598-2-7; zu bestellen auch bei Bürgerwelle e. V., Dachverband der Bürger und Initiativen zum Schutz vor Elektrosmog, Lindenweg 10 in D-95643 Tirschenreuth; www.buergerwelle.de

2. Josef Schmitt, Weilersbach: MEIN LEBEN MIT MOBILFUNK, z. B. in www.daslebenbefreien.de/startseite/aktuelles/mobilfunk_international/Mobilfunkschaedigungen%20Erlebnisbericht.pdf

3. ZELLEN IM STRAHLENSTRESS, Warum Mobilfunkstrahlung krank macht; Verein zum Schutz der Bevölkerung vor Elektrosmog e. V., 70197 Stuttgart, Bismarckstr. 63; Mai 2009; www.der-mast-muss-weg.de

4. DOKUMENTIERTE GESUNDHEITSSCHÄDEN unter dem Einfluss hochfrequenter elektromagnetischer Felder – 32 Kasuistiken, herausgegeben von Dr. C. Waldmann-Selsam, Ärzteinitiative Bamberger Appell, April 2010

5. FREIBURGER APPELL aus www.maes.de

6. ÄRZTEAPPELLE
aus www.aerzte-und-mobilfunk.net/aerzte-appelle/index.html

7. S. www.mobilfunk-buergerforum.de/presse/pdf/ARTAC-ErklaerungEMF-Gesundheit090323.pdf

8. Siehe www.diagnose-funk.org/aerzteschaft/aerzteschaft-int/renommierte-wissenschaftler-schlagen-alarm.php

9. DIE GEFÄHRDUNG UND SCHÄDIGUNG VON KINDERN DURCH MOBILFUNK Eine Schriftenreihe der Kompetenzinitiative zum Schutz von Mensch, Umwelt u. Demokratie e. V. Heft 2 *(Zu bestellen bei Bürgerwelle e. V., Dachverband der Bürger und Initiativen zum Schutz vor Elektrosmog, in D-95643 Tirschenreuth, Lindenweg 10, Tel.: 09631-795736, Fax: ...34)*

10. Am 15.09.10 aus www.diagnose-funk.org/ unter Gesundheit – Ärzteschaft A

11. MOBILFUNK – EINWIRKUNGEN AUF DIE MENSCHLICHE GESUNDHEIT, Folgerungen und Forderungen aus ärztlicher Sicht von Dr. med. Wolf Bergmann und Dr. med. Horst Eger, herausgegeben von: Verein zum Schutz der Bevölkerung vor Elektrosmog in 79197 Stuttgart und der Kompetenzinitiative zum Schutz von Mensch, Umwelt u. Demokratie, 2007

12. Am 19.07.2010 aus www.krebshilfe.de/37.0.html

13. Zeitschrift raum&zeit 139/2006, S. 69

14. Am 15.09.2010 aus http://www.diagnose-funk.org/ unter Gesundheit – Ärzteschaft CH
15. Wolfgang Maes: STRESS DURCH STROM UND STRAHLUNG, 2005
16. ZITATE speziell zum Thema MOBILFUNK-SENDER (Kurzfassung) aus www.maes.de
17. ZITATE speziell zum Thema DECT-SCHNURLOSE (Kurzfassung) aus www.maes.de
18. ZITATE speziell zum Thema HANDYS (Kurzfsng.) aus www.maes.de
19. ZITATE speziell zum Thema WLAN (Kurzfassung) aus www.maes.de
20. WISSENSCHAFT - wirklich? Gesundheitsrisiko Mobilfunkstrahlung, … Vortrag von Wolfgang Maes, Sachverständiger für Baubiologie / Journalist DJV auf dem Kongress des Institutes für Baubiologie IBN und Verbandes Baubiologie VB "Baubiologie-Architektur-Umweltmedizin" im Kultursaal von Bad Endorf am 5. Mai 2006 auf dem Kongress "Elektrosmog 2008" im Marriott Hotel Berlin am 20. September 2008, s. www.maes.de
21. Aus www.maes.de/2STANDARD/2RICHTWERTE-2008.PDF
22. Aus www.diagnose-funk.org/assets/eu_entschliessung_090402.pdf
23. S. http://electromagnetichealth.org/electromagnetic-health-blog/medical-director-of-switzerland/
24. Aus http://medien.diagnose-funk.org/2010/ein-schoenes-gefaengnis.php
25. www.der-mast-muss-weg.de/pdf/presse/IHK_Ulm_Abschirmung.pdf
26. Aus einem Vortrag von Peter Hensinger auf dem Gigahertz Elektrosmog Kongress in Olten/Schweiz am 25.10.2008 in der Beilage „Von subtiler Fälschung zur Wissenschaftskriminalität“ in ZELLEN IM STRAHLEN-STRESS, siehe [3]
27. Aus www.maes.de ELEKTROMAGNETISCHE FELDER KÖNNEN DOCH KREBS VERURSACHEN
28. Am 17.08.10 aus: www.test.de/themen/kinder-familie/test/Babyfone-Am-besten-ohne-Bild-1305122-1306714/
29. Bedienungsanleitung für den Digitalen Hochfrequenz Analyser HF32D aus www.umweltanalytik.com/daten/hf32d.pdf
30. Wohnung und Gesundheit 6/09, am 18.08.10 aus www.baubiologie-virnich.de/pdf/WuG_Stromzaehler.pdf
31. Siehe: http://www.europarl.europa.eu/sides/getDoc.do?pubRef=-//EP//TEXT+TA+P6-TA-2009-0216+0+DOC+XML+V0//DE
32. „Späte Lehren aus frühen Warnungen: Das Vorsorgeprinzip 1896-2000“ Europ. Umweltagentur; Herunterzuladen bei www.umweltbundesamt.de

Das Russische Nationale Komitee zum Schutz vor Nicht-Ionisierender Strahlung (RNCNIRP) rief 2011 die Regierungen in der ganzen Welt zu Vorsorgemaßnahmen auf:

„Unter Berücksichtigung der Position des RNCNIRP und der Vorsorgemaßnahmen, die von der WHO vorgeschlagen werden, ist das Komitee der Meinung, dass dringend Maßnahmen ergriffen werden müssen, da Kinder nicht dazu in der Lage sind, den Schaden zu erkennen, der ihnen durch die Handynutzung zugefügt wird und da das Handy an sich als eine unkontrollierte Quelle schädlicher Exposition betrachtet werden kann."

(Siehe Seiten 44/45 und 74)

In der Einleitung zur deutschen Ausgabe des Buches „SPÄTE LEHREN AUS FRÜHEN WARNUNGEN: Das Vorsorgeprinzip 1896-2000" der Europäischen Umweltagentur schreibt das deutsche Umweltbundesamt zu den analysierten zwölf Fallbeispielen, dass die gesellschaftlichen Reaktionsmuster auf frühe Warnungen vor Katastrophen sehr ähnlich sind [Seite IV]:

„Ersten Hinweisen auf Probleme folgt oft jahrzehntelange wissenschaftliche und gesellschaftliche Diskussion, oftmals begleitet von politischer Untätigkeit.
Zögerlichkeit, Unentschlossenheit und bereitwillige Nachgiebigkeit gegenüber Lobbyinteressen haben in vielen Fällen zu hohen Kosten für die Volkswirtschaften geführt. …"